FEO/I-J（家族環境観察／インタビュー）のアセスメントガイド

神戸大学大学院保健学研究科家族看護学分野・家族支援 CNS コース
法橋 尚宏 編著・本田 順子 著

Assessment guide for Japanese version of the Family Environment Observation/Interview (FEO/I-J)

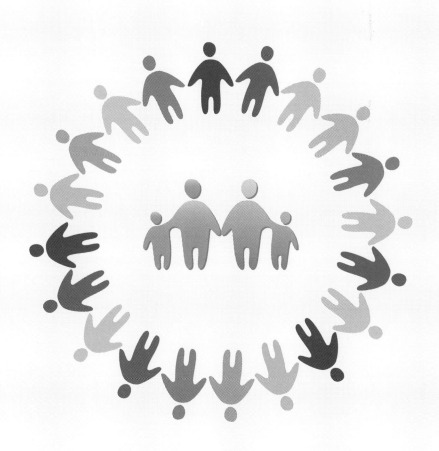

::: EDITEX

"観る力"と"聴く力"のベーシックツール"FEO/I"

　"事件は現場で起きているんだ！"という名セリフがあるが，家族症候は家族という聖域の中で生じており，看護職者がその発生現場を直接目視によって確認することは容易ではない．したがって，エビデンスにもとづき，ターゲットファミリーに対する家族症候診断を確実に行うためには，生活過程における家族観察，家族インタビュー／ミーティングの実践が家族アセスメントのベースとなる．なお，家族に対する面接には，家族情報の収集と家族アセスメントが主たる目的である"家族インタビュー"（ファミリーインタビュー），家族支援が主たる目的である"家族ミーティング"（ファミリーミーティング）があり，両者は主目的が異なる．ただし，両者は同時に実践されることが多いので，本書では"家族インタビュー／ミーティング"と表記している．

　FEO/I（Family Environment Observation/Interview，家族環境観察／インタビュー）は，家族看護中範囲理論である家族同心球環境理論（Concentric Sphere Family Environment Theory，CSFET）に立脚し，家族現象が生じている現場でターゲットファミリーを観察し，家族インタビュー／ミーティングによりターゲットファミリーの生の声を収集するための家族アセスメントツールである．ターゲットファミリーは，家族問題現象を家族内で解決しようとしがちであり，家族問題現象を表面化させないこともある．ターゲットファミリーの語りから，家族症候診断を確実に実践するためには，CSFETに裏打ちされたFEO/Iによって家族情報を的確に収集し，家族アセスメントを行うことが不可欠である．

　筆者らは，本書の執筆時点で，500を超える家族に対してFEO/Iを実践してきた．その過程において，FEO/Iのブリーフィング中に得た教訓，家族エスノグラフィーで見出したノウハウ，臨地での家族支援場面で浮かんだアイデア，家族インタビュー／ミーティングで診た家族症候についてのデブリーフィングで得たコツなどを備忘録として書き溜め，それを集積したものが本書である．すなわち，本書には，"CSFETに立脚した法橋研究室式"のFEO/Iの具体的な方法が凝集されている．しかし，FEO/Iの方法は，ターゲットファミリーによって異なるうえ，看護職者の独自の方法やノウハウもあるだろう．また，本書は，家族看護学のエビデンスを創造する研究のための家族エスノグラフィーと家族インタビュー，家族支援のための家族ミーティングが基盤となっているので，これらが混在している．本書の内容から読者諸賢が必要としている方法を採用したり，内容をアレンジして，臨機応変に活用してほしい．

また，本書では，FEO/Iで使用する道具（文具，電子機器など）の商品名や型番などを明記している箇所がある．これは，読者諸賢への便宜として，筆者らが便利に使用している道具を例として紹介することを意図しており，その購入を強制するものではないことをお断りしておく．とくに電子機器類の新製品は頻繁に発売されるので，それに追従して商品名などを更新する必要がある．

　以上のように，FEO/Iは，家族インタビュー／ミーティングにおけるベーシックツールであり，FEO/Iのアセスメントガイドである本書は，家族支援を実践する看護職者には必携書ともいえる．本書によって，家族を"観る力"と家族から"聴く力"を涵養することが可能となる．"いつでも，どこでも，誰にでも，家族ケア／ケアリングを"が筆者の人生のピクシス（羅針盤）である．家族看護学のグランドデザインを策定し，理論武装することでエビデンス（実証知）とフロネーシス（実践知）にもとづいた家族支援を実践することを骨子としている．本書が，家族支援にかかわるすべての実践者・研究者・教育者に幅広く活用され，最善の家族支援と家族ウェルビーイングの実現に寄与できるならば，それは望外の幸せである．

2015年 4月

法橋　尚宏

目 次

"観る力"と"聴く力"のベーシックツール"FEO/I" 3

A. FEO/I（家族環境観察／インタビュー）の概要

1. 家族アセスメントツールとしてのFEO/I 7
1)"観る力"と"聴く力"の涵養　7
2)家族インタビューと家族ミーティングの違い　8

2. フィールドノートとフィールドノーツ 9
1)フィールドノートとフィールドノーツの違い　9
2)FEO/I-FNとFEO/I-RJの仕様　11

3. フィールドメモ 13
1)ノートとメモの違い　13
2)フィールドメモ　13
3)FEO/I-FMパッドの仕様　13

4. ファイリング管理 15
1)Fieldnotesリングバインダーの仕様　15
2)ビッグデータのファイリング管理　16

5. FEO/I-J（FEO/I-FNとFEO/I-RJ）とFEO/I-FM, Fieldnotesリングバインダーの提供 16
1)FEO/I-J（FEO/I-FNとFEO/I-RJ）とFEO/I-FMの入手方法　16
2)"FEO/I-FN & FEO/I-RJレフィル"の購入方法　18
3)"FEO/I-FMパッド"の購入方法　18
4)Fieldnotesリングバインダーの提供　18

B. 家族フィールドワーク論

1. 家族フィールドワークの基礎 19
1)顕在的家族情報と潜在的家族情報　19
2)客観的事実（事実）と心理的事実（認識, 意見）の切り分け　20
3)6W1Hと5W1Hの意識化　21
4)FEAIで類型化した観察項目　22
5)FEO/Iにおける10次元の観察視点　24

2. ノートテイキングの実際 26
1)ノートテイキングの原則　26
2)必携の4色ボールペンと赤芯のシャープペンシル（赤鉛筆）　27
3)略語・略号の活用　27
4)家族コードの意義とその付与方法　27

3. FEO/I-FNとFEO/I-RJの記入方法 29
1)FEO/I-FNの記入方法　29
2)FEO/I-RJの記入方法　30

C. 家族インタビュー／ミーティング論

1. 家族インタビュー／ミーティングの基礎 31
1)家族支援システムユニットと"関心"の重要性　31
2)メインインタビュアーとサブインタビュアーの役割分担　32
3)インフォームドコンセント／インフォームドアセント　32
4)歪曲, 省略（削除）, 一般化のピットフォール　33
5)現在, 過去, 未来に属する家族情報　33

2. 家族インタビュー／ミーティングのスキル ……………………………………………… 34
- 1）オープンクエスチョンとクローズドクエスチョン　34
- 2）構造化，半構造化（準構造化），非構造化　35
- 3）家族インタビュー／ミーティング実施の10ポイント　36

3. 国語力の基礎の涵養 …………………………………………………………………………… 38
- 1）正しい言葉遣い　38
- 2）ほどよい敬語　38
- 3）クッション言葉の活用　41
- 4）耳障りな言葉の排除　41
- 5）高齢者の言葉遣いと方言　42
- 6）漢字を正確に読む力と書く力　42
- 7）正しい用語の理解　44

D. 家族インタビュー／ミーティングの予約と準備

1. 家族インタビュー／ミーティングの予約 ………………………………………………… 45
2. 家族インタビュー／ミーティングの必要物品のチェックリスト ……………………… 46
- 1）個人管理の携行物品　47
- 2）全体管理の必要物品　50
- 3）その他の物品　53

3. 標準的な身だしなみとマナー ……………………………………………………………… 55

E. 家族インタビュー／ミーティングの実際

1. 家族インタビュー／ミーティング前のブリーフィング ………………………………… 57
2. 家族インタビュー／ミーティングの実施場所の環境整備 ……………………………… 57
- 1）面接場所／訪問場所のセッティング　57
- 2）座り方のコツ　59

3. 家族インタビュー／ミーティングの進行マニュアル …………………………………… 59
- 1）家族インタビュー／ミーティングの進行例　59

4. 家族インタビュー／ミーティング後のデブリーフィング ……………………………… 67
- 1）デブリーフィングの目的　67
- 2）リフレクション（メタ認知）の意義　68
- 3）音声ファイル／動画ファイルの取り扱い　68
- 4）ブースター家族インタビュー／ミーティングの計画　68

5. 家族支援のエビデンス構築 ………………………………………………………………… 69
- 1）会話分析用逐語録の作成　69
- 2）家族ケースカンファレンスなどでの検討　70
- 3）原著論文としての公表とデータの保管　70

付録1　FEO/I-J（家族環境観察／インタビュー） ……………………………………………… 71
付録2　FEO/I-FM ……………………………………………………………………………………… 75
付録3　FEO/Iで使用する略語・略号の例 ………………………………………………………… 76

文　献 ……………………………………………………………………………………………………… 79

A. FEO/I（家族環境観察／インタビュー）の概要

1. 家族アセスメントツールとしてのFEO/I

1）"観る力"と"聴く力"の涵養

　家族の中で生じている問題現象は，看護職者が直接目視することは容易ではなく，推測することになる．時間的な制約が多い臨地現場において，家族理解のための家族情報収集は，家族環境観察，家族インタビュー／ミーティング，家族アセスメントツールの適用，家族ケースカンファレンスなどにより進展する．FEO/I（Family Environment Observation/Interview, 家族環境観察／インタビュー）は，ターゲットファミリーの家族環境を観察し，家族インタビュー／ミーティングを実施するための方法であり，看護職者はターゲットファミリーを"観る力"とターゲットファミリーから"聴く力"を涵養し，具備することが基盤となる．これは，家族同心球環境理論（Concentric Sphere Family Environment Theory, CSFET）にもとづいて開発された家族環境アセスメントモデル（Family Environment Assessment Model, FEAM）を構成するツールのひとつである[1)-3)]．なお，FEO/Iの日本語版がFEO/I-J（Japanese version of the Family Environment Observation/Interview）である．

　ここで，家族環境（family environment, FE）とは，"家族システムユニットに外在／内在するあらゆる事物（ひと，もの，こと）や現象であり，家族内部環境（family internal environment, FIE），家族外部環境（family external environment, FEE），家族時間環境（family chrono environment, FCE）から構成される統一体"のことである．家族内部環境とは，"家族システムユニットに内在する家族環境"，家族外部環境とは，"家族システムユニットに外在する家族環境"，家族時間環境とは，"家族内部環境，家族外部環境，家族システムユニットが時間とともに変化する過程とそれを表す過去から未来までの時間枠"のことである．

　家族看護を実践するために，看護職者は，病棟（施設）や地域（自宅，外来）のように家族現象（family phenomenon）が起きている現場（field, フィールド）において，FEO/Iを実施しなければならない．家族現象とは，"時空間において看護職者が観察できる，家族が現しているすべての事実"のことである．ここで，"現す"は，今まで隠れていたもの，今までなかったものを表面に出す場合，"表す"は，心の中にあることを文字や言葉，表情，絵画，音楽などの手段によって示す場合に用いることを念頭に置いて，家族現象の意味を理解するとよい．

　家族への近接方法としては，看護職者は参加者（家族支援の実施者など）と観察者の役割をとることがあげられ，そのためには智慧（物事をありのままに把握し，真理を見極める認識力）と経験が不可欠である．家族／家族員は，事実を歪曲したり，虚偽の報告をするかも知れないし，事実認識の

歪みがあるかも知れない．また，世間体（せけんてい）を守るために，本音ではなく建前で話をすることもある．したがって，"家族看護は観察から始まる"ことを頭に入れておかなけばならない．家族アセスメントを実施するためには，家族症候（主観的および客観的な家族データにもとづき，看護職者が総合的に査定した家族システムユニットの困難状態）を早期発見できる家族環境観察のスキルが必要である．家族とは聖なる領域であり，第三者である看護職者が事実を引き出すためには，家族／家族員とのラポール（ラポート，rapport，看護職者と家族との間の信頼関係）の形成が必要であり，看護職者のコミュニケーション力，観察力，家族アセスメント力などが問われることになる．

家族インタビューでは，家族環境観察よりも能動的に家族情報を収集することができるので，看護職者の"聴く力"が重要となる．インタビュー（interview）のインター（inter）は相互にという意味の接頭語，ビュー（view）は見るという意味の動詞であり，相互に見るという意味である．"百聞は一見にしかず"という諺があるように，実際にターゲットファミリーに接することによって得られる家族／家族員情報の膨大さは，容易に想像できるであろう．家族／家族員に接することによって得られる幅広い情報をもとにして，より深い家族理解が可能になる．インタビューといっても，質問攻めにして白状させるのではなく，自然な会話の形で進め，家族／家族員が感情を表出しやすい配慮をする．問わず語り（聴かれないのに，自分から話すこと）の会話の中に，家族現象を理解できる鍵があることも多い．

家族環境観察と家族インタビュー／ミーティングにおいては，"記憶より記録"が重要である．FEO/Iで必要となる主要な4つの道具は，1）ノート，2）筆記具，3）ICレコーダ，4）時計である．ICレコーダは家族インタビュー／ミーティング後に会話を確認するために有効であり，時計は家族インタビュー／ミーティングの時間配分に必要となる．とくに，FEO/Iのプロセスレコーディング（process recording，過程記録）のために，病棟，外来，自宅など，どこでも常に携行するツールとして，FEO/I-FNとFEO/I-RJ（付録1）が開発されている．これらの名称の末尾のFNは"fieldnote"（野帳（のちょう）という意味），RJは"reflective journal"（内省（ないせい）日誌という意味）の頭字語である．これらにより，家族環境観察／インタビューの軌跡を一元化した記録が作成できる．

2）家族インタビューと家族ミーティングの違い

インタビュー（interview）とはターゲットファミリーに対する看護職者の面談による聴き取り，ミーティング（meeting）とはターゲットファミリーと看護職者との協働の話し合いを主に意味すると考えている[4]．すなわち，ターゲットファミリーに対する面接には，家族情報の収集と家族アセスメントが主たる目的である"家族インタビュー"（ファミリーインタビュー），家族支援が主たる目的である"家族ミーティング"（ファミリーミーティング）がある．

看護職者は，家族環境の一部であり，家族システムユニットと交互作用しており，家族に影響を与える存在である．家族インタビューとしての看護職者の関わりや発言などが家族インターベンション（intervention，家族支援）の効果をもつことがあり，家族インタビューと家族ミーティングを区別することが難しいことも多い．すなわち，家族インタビューと家族ミーティングは同時に実践され

ることが多いので,本書では家族インタビュー／ミーティングと表記している.なお,本書では,"／"(スラッシュ,斜線)は,接続詞的用法として"または"を意味する."・"(中黒)は,並列した上で一括りにしたい事物を区切るときに使う.

さらに,家族看護学における面接は,目的に応じて,調査的家族面接と臨地的家族面接に分けることもできる.調査的家族面接は,研究者が家族ケア／ケアリング[5)6)]に関連する研究のために行う面接である.一方,臨地的家族面接は,実践者が家族症候を解消するために家族インターベンションとして行う面接(家族ミーティングに相当)である[7)-16)].本書は,主として家族インタビューおよび調査的家族面接について解説している.

なお,インタビューと面接は同じ意味であるが,本書では主としてインタビューと表記している.文脈によっては,家族インタビュー／ミーティングと表記するべきところであっても,慣用的な表現であったり,簡潔に表記するために,インタビューあるいは面接と表記していることがある.また,例えば,家族インタビュー／ミーティングの実施者は,インタビュアーと表記している.

2. フィールドノートとフィールドノーツ

1) フィールドノートとフィールドノーツの違い

フィールドノート(fieldnote)とは,"野帳"(野外用のノートブック)という訳語が示すように,"フィールドワークのときに使う手帳(ノートブック)"のことである.家族エスノグラフィーで携行する野帳だけではなく,例えば,病院で使用している看護記録もフィールドノートに該当する.なお,フィールドワーク(現地調査)によって,家族の生活現場で起きている現象を記述する手法である家族エスノグラフィーについては,成書[17)]を参考にするとよい.

一方,フィールドノーツ(fieldnotes)とは,フィールドノートをさすのではなく,"フィールドノートに書き留められている文章ないしその内容"のことである.フィールドノーツは,1)事実ノーツ,2)解釈ノーツ,3)行動ノーツ,4)個人ノーツに分けられる(表1).この4種類のフィールドノーツがFEO/I-FNに書き留められる.現場メモ,音声録音・写真撮影・動画撮影を文章化した資料,さらに,パソコンの電子媒体に保存された情報の転記なども含む.

最近では,音声録音・写真撮影・動画撮影によって,家族／家族員のデータを記録することが容易になっており,とくにICレコーダは欠かすことができない道具になっている.録音(撮影)した内容は,後で聞き返し(見返し)て,FEO/Iの実施中に看護職者が受けたターゲットファミリーの印象なども含めて,家族情報とする.

薄型・軽量のICレコーダとしては,例えば,ソニー株式会社のステレオICレコーダ"ICD-TX650"(品番:ICD-TX650/B,カラーはブラック)がある.これは,薄さが約7.4㎜(本体は,102.0㎜×20.0㎜×7.4㎜),重さ約29gのカード型デザインで,フル充電時の録音時電池持続時間は約15時間であり,長時間録音でも安心である(内蔵メモリは16GB).これを使用すると,家族インタビュー／ミーティングの際に,さりげなく,自然な雰囲気で録音できる.

表1 フィールドノーツの分類と記入例

分類	内容	記入例（ターミナル期にある夫とその妻の家族ケース）
事実ノーツ (fact notes, FN)	**客観的事実(fact, ファクト)に関する内容のことである. できるだけ具体的に, 幅広い現象を網羅して客観描写する. 必要時, 記入する前に"FN:"を付けておく（筆者らは, 黒色で記入するようにしている）.**	FN：H[a]が語っている間, W[b]はHの表情をじっと見ている. 時折, 深く頷く. Hは「なぜ私が？納得できない.」と言う.
解釈ノーツ (interpretation notes, IN)	事実を解釈したり説明できそうな理論や仮説, または関連する思いつきや着想に関する内容のことである. 必要時, 記入する前に"IN:"を付けておく（筆者らは, 青色で記入するようにしている）.	IN：キューブラー・ロスの"怒り"の段階か？
行動ノーツ (action notes, AN)	**観察と解釈から論理的に判断し, 次に何を行うべきかという行動に関する内容のことである. 必要時, 記入する前に"AN:"を付けておく（筆者らは, 赤色で記入するようにしている）.**	AN：Wがもつ心配事をアセスメントする. Wには, 別途, Hとは別にインタビューしたほうがよい.
個人ノーツ (personal notes, PN)	**自分が考えたことの中でも, 自分の個人的な思いや感情に関する内容のことである. 必要時, 記入する前に"PN:"を付けておく（筆者らは, 青色で記入するようにしている）.**	PN：WはHが自分の状況を受け入れられていないと感じているのだろうか？ 心配そうにHを見つめているが, 何を心配しているのだろうか？

[a] Hは, 夫（husband）を意味している（後述）.
[b] Wは, 妻（wife）を意味している（後述）.

　FEO/Iにおいては, できる限りデジタルビデオカメラ（とくに全方位ビデオカメラ）を併用する. 例えば, 家族員間のコミュニケーションには, 言語的コミュニケーション（verbal communication, バーバルコミュニケーション）と非言語的コミュニケーション（non-verbal communication, ノンバーバルコミュニケーション）がある. 非言語的コミュニケーションについては, デジタルビデオカメラで記録することが可能になる. 全方位ビデオカメラとしては, 例えば, 株式会社キングジムの"ミーティングレコーダーMR360"（品番：MR360シロ）がある. 家族インタビュー／ミーティングの参加者の中心に置くと, 4つのカメラで周囲360°を撮影（本体から5m以内）し, 4分割マルチ画面

にてSDHCカード(規格限界容量32GBのSDカード)に記録できる．これを使用すれば，家族インタビュー／ミーティング終了後に，誰がどのような様子で発言していたのかを確認できる．なお，これは，例えば，ソニー株式会社のUSB出力機能付き(20,000mAh)の"USBポータブル電源"(型番：CP-B20)とコアウェーブ株式会社の"PSP用USB充電ケーブル"(型番：CW-116PS)を使用すれば，電源がない場所でも長時間使用できるようになる．

ただし，これらのデジタルデータについても，最終的には何らかの形で文字に起こして，フィールドノートに記入しなければならない．なお，音声録音や動画撮影を行うことで，家族員が心理的な抵抗感をもったり，家族にとって開示したくない情報を話さないなどのデメリットが考えられる．このような家族ケースでは，音声録音や動画撮影を控えるほうがよいこともある．

2) FEO/I-FNとFEO/I-RJの仕様

FEO/Iは，看護職者が家族アセスメントに必要な情報を収集するためのツールであるFEO/I-FNとFEO/I-RJの2種類の様式の原本である．FEO/I-FNは，フィールドノートの様式であり，家族の観察，家族へのインタビュー／ミーティングを実施するときは常に携行し，リアルタイムで見聴きしたことなどを書き留める現場ノートである．一方，FEO/I-RJは，内省日誌の様式であり，ブリーフィング／デブリーフィングにおいて計画や反省などをまとめたり，協議事項や決定事項などを書き留める記録帳である．なお，日誌(journal, log book)とは，日々の記録のことである．また，後述してあるが，ブリーフィング(briefing)とは"これから実践する家族インタビュー／ミーティングのために行う事前打ち合わせ"のこと，デブリーフィング(debriefing)とは"実践した家族インタビュー／ミーティングの振り返り"のことである．

FEO/I-FNとFEO/I-RJはA4サイズになっているので，70％(コピー機によっては71％)の縮小コピーをして，A5サイズにして使用する(A5サイズは，A4サイズ用紙の半分で，148㎜×210㎜のサイズである)．これらの左中央には，綴るときに便利な2穴パンチ用ターゲットマーク("◀"の形のマーク)が印刷されている．なお，A5サイズのシステム手帳のバインダーは6穴式が一般的であるが，2穴式のほうが2穴パンチで穿孔しやすく，書類整理をしやすいので，2穴式を採用している．

原則として，FEO/I-FNは水色のA5サイズの用紙に必要部数を片面コピーし，FEO/I-RJは桃色のA5サイズの用紙に必要部数を片面コピーし，2穴パンチで穿孔して2穴レフィル(ルーズリーフ)にする．2穴レフィルになっているFEO/I-FNとFEO/I-RJは，携帯性に優れた縦長A5サイズの2穴リングバインダーに綴じる．2穴リングバインダーは，雨天に備えて防水加工が施され，汚れに強く，書きやすいハード表紙のものがよい．1冊の2穴リングバインダーには，FEO/I-FNを120枚，FEO/I-RJを30枚入れ，合計150枚(紙厚約1.35㎝)のルーズリーフで構成する(目的に応じて，これらの枚数を減らしてもよい)．なお，FEO/I-FNの右上にはblue(もしくはaqua blue)の頭文字の"B"，FEO/I-RJの右上にはpink(もしくはpeach)の頭文字の"P"が印字されている．

FEO/I-FNとFEO/I-RJに使用するA5サイズの用紙は，保存に適した上質紙(できれば中性紙が

望ましい)で，文字などが裏抜けしない紙とする．用紙としては，例えば，コクヨ株式会社の"A4サイズPPCカラー用紙（共用紙）"が入手しやすい（坪量64g/㎡，紙厚0.09㎜）．FEO/I-FNはブルー（品番：KB-KC39NB），FEO/I-RJはピンク（品番：KB-KC39NP）がある．これらのA4サイズの用紙は半分に裁断して，A5サイズにする．

既製のFEO/I-FNとFEO/I-RJが必要な場合は，"FEO/I-FN & FEO/I-RJレフィル（1冊に120枚のFEO/I-FNレフィルと30枚のFEO/I-RJレフィルが帯封結束，5冊セット）"（法橋尚宏，本田順子著）が販売されている（図1）．これは，"色上質紙"の"中厚口"（坪量76.7g/㎡，紙厚0.09㎜）を使用しており（千円札程度の紙厚），2穴レフィルになっている．FEO/I-FNは"水"色，FEO/I-RJは"桃"色の色紙を使用している．

FEO/I-FNとFEO/I-RJには機密情報や個人情報が含まれるので，レフィルのパンチ穴が破れて，2穴リングバインダーから抜け落ちないように留意する．パンチ穴が破れた場合のために，リング穴用補強シールを準備しておくとよい．例えば，リング穴用補強シールとしては，コクヨ株式会社の"ビニールパッチクリヤー（透明）タイプ"（品番：タ-3N）がある．

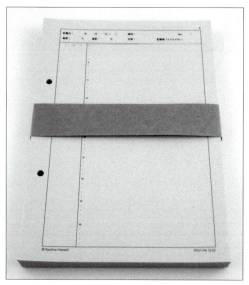

図1 市販の"FEO/I-FN & FEO/I-RJレフィル"

3. フィールドメモ

1) ノートとメモの違い

ノート(note)は，情報を長期保管しておくことを目的とした記録媒体である．一方，メモ(memo)とは，いわばショートノート(short note)のことであり，情報を短期保管しておくことを目的とした記録媒体である．まとまった分量の記録ができるノートと，いつでもどこにでも携帯して瞬時に書き留めるメモとは使い分け，両者を連動させる必要がある．

実際に見聴きした情報を漏らさず書き留めるためには，メモに時系列で自由に書き込む．メモは覚え書きであり，記号や略号を利用し，言葉や数値のデータを簡潔に書くとよい．文章は箇条書きとし，画数が多い漢字はカタカナにするのもよい．その点で，デジタルデバイスよりはるかに軽く，持ち運びが容易な紙媒体のほうが優れている．とくにノートを取り出して記入できない場所では，メモをとるようにする．書き留めたメモは見返して必要な情報と不要な情報に分け，必要な情報はノートに書き写す．このように，ノートとメモを意識して使い分ける必要がある．

2) フィールドメモ

現場で限られた記録しかできない場合，一時的なメモをとる必要があり，そのメモをフィールドメモ(field memo)という．フィールドメモから，後で整理整頓して書き上げた記録がフィールドノーツとなる．FEO/Iでは，家族インタビュー／ミーティングにおけるフィールドメモの様式として，FEO/I-FM(Family Environment Observation/Interview-Field Memo)（付録2）が開発されている．

フィールドメモへの記入は，単語の羅列でもかまわないが，時間がたつと意味がわからなくなりやすい．必ず当日のうちに，フィールドメモをFEO/I-FNに文章で書き直し，フィールドノーツとして整理する．とくに，固有名詞と数値に関しては，後で再現するのは難しいので，確実に現場でメモするようにする．なお，機密情報や個人情報が記入されているフィールドメモは，フィールドノーツとして整理した後は，シュレッダーなどで確実に破棄する．

3) FEO/I-FMパッドの仕様

FEO/I-FMは，家族インタビュー／ミーティングなどのフィールドワーク中に常に携行し，重要な家族／家族員情報は書き漏らさないように走り書きし，即座かつ時宜を得て記録するための一時的なメモ用紙パッドである．FEO/I-FMは，FEO/I-FNおよびFEO/I-RJと併用できるように，A5サイズで，1冊50シート（糊製本）になっている．さらに，FEO/I-FMは2穴レフィルになっているので，Fieldnotesリングバインダー（後述）にも綴じることが可能である．イエローペーパーは非公式なものや書きかけの草稿に使われる習慣があり，他の紙に紛れても目立ってすぐわかるので，FEO/I-FMの紙色は黄色にしている．余談であるが，付箋紙が黄色を定番色として採用しているのも，これと同様の理由からである．

FEO/I-FMは,リーガルパッド(legal pad, 法律用箋)の便利さを参考にし,横罫線に加え,左側に3本の縦罫線(マージン線)が印字されている.なお,リーガルパッドは,アメリカ合衆国で法律家がメモを取るときに使用していたパッド(ブロック)であるが,現在は一般に広く普及している.FEO/I-FMを縦断する縦罫線の左側のスペースには,見出し,キーワード,カテゴリ名／サブカテゴリ名,タグ名,チェックマーク(レ点)などを自由に記入することにより,書き留めた内容の整理がしやすくなり,検索性も高まる.なお,カテゴリ名／サブカテゴリ名とは,内容をグループ化するための機能で,カテゴリ(親カテゴリ)の下にサブカテゴリ(子カテゴリ)を作成することで階層構造をもつことができる.一方,タグ名とは,内容にキーワードを割り当てる機能で,タグには階層構造がない.さらに,FEO/I-FMの上部には罫線がないスペースがあるので,ここには大タイトル,リード(要約),日時,場所などを自由に記入できる.

　FEO/I-FMの用紙としては,例えば,コクヨ株式会社の"A4サイズPPCカラー用紙(共用紙)のイエロー"(品番：KB-KC39NY)がある(A4サイズを半分に裁断して,A5サイズにする).この場合は,ステープラー(ホチキス)で留めるなど,各自で工夫して使用する必要がある.既製のFEO/I-FMが必要な場合は,"FEO/I-FMパッド(10冊1組)"が販売されている(図2).これは,色上質紙の中厚口のクリーム色(マンセル値からみて薄黄色)の色紙を使用しており,2穴レフィルになっている.さらに,1枚ずつはがすことができるように用紙50枚を上端で糊付け(天糊製本)しているパッド(紙を重ねて,4辺の内の1辺のみを糊でまとめてあるもの)である.したがって,書き終えたレフィルは1枚ずつ切り離して,Fieldnotesリングバインダーに入れて保管したり,メモとして家族／家族員に渡したりすることができる.また,FEO/I-FMの裏表紙には,台紙となる板紙も付いているので,一般のパッドホルダに入れて使用することも可能である.なお,本書では,フォルダ(folder, 書類挟みという意味)とホルダ(holder, 入れ物という意味)を区別して用いている.

　Fieldnotesリングバインダーの代わりに,FEO/I-FMのみをセットして,スマートに携行したり,保管できるようにするのもよい.コンパクトなホルダとして,例えば,マルマン株式会社の"セプトクルール・パッドホルダーA5ピンク"(品番：PH300-08)がある.これは,天糊製本したパッドの専用ホルダであり,切り離したレフィルや持ち運びたいレフィルを挿入して収納できるポケット,ホルダが不意に開かないように留められるゴムバンドが付いている.

　また,私的な備忘録として,自由に貼って,はがして移動でき,また貼れる付箋紙を活用してもよい.思いついたときに付箋紙に書き,FEO/I-FMに貼っておき,処理したものははがして破棄する.例えば,スリーエムジャパン株式会社の"ポスト・イットノー

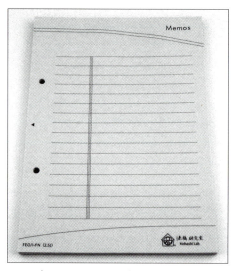

図2　市販の"FEO/I-FMパッド(10冊1組)"

ト全面強粘着タイプ"(型番：FAN-33Yビビットイエロー)は，76㎜×76㎜のサイズで，補足情報，確定前の案件，アイデアなどを自由に書き込むことができる．これは，全面にのりがついている強粘着タイプであり，容易にはがれない仕様になっているので，安心して使用できる．

4. ファイリング管理

1) Fieldnotesリングバインダーの仕様

病棟，外来，自宅など，さまざまな場所におけるフィールドワーク(家族インタビュー／ミーティングなど)を実施するために，FEO/I-FNレフィル，FEO/I-RJレフィル，FEO/I-FMパッドなどを収納して，携行するために専用バインダーが必要となる．そこで，筆者らの長年の経験にもとづき，縦長A5サイズの2穴リングバインダーとして，"Fieldnotesリングバインダー"を別製(オーダーメード)している(図3)．このリングバインダーの表紙の素材は，ポリプロピレン(厚さ1㎜のNSシート)で，赤色になっている．とじ具の素材はスチールで，リングはD型リング式ミニ金具の2穴(リング径は25㎜)になっており，最大収納枚数は150枚である．

なお，一般市販品でFieldnotesリングバインダーを代用する場合は，例えば，株式会社リヒトラブの"AQUA DROPsリングファイル＜ツイストリング＞"(品番：F-5006-3，カラーは赤)がある(最大収納枚数は150枚)．

Fieldnotesリングバインダーとその中のレフィルを使いやすくするために，株式会社アーティミスの"ジッパーポケット"(型番：A5ZP-24)を使用するとよい．これは，"Fieldnotesリングバインダー"に綴じて，この中に，ICレコーダ，4色ボールペン(替芯)，名刺，付箋紙，1枚ずつ個包装のサージカルマスクなど，必要物品を収納できる．名刺の保管には，株式会社アーティミスの"カードポケット"(型番：A5CP-36)を使用するとよい．これは，1シートに4枚の名刺を入れることができる．このように，各自で工夫してカスタマイズし，使いやすいフィールドノートにするとよい．

その他に，例えば，コクヨ株式会社の"A5クリヤーポケット"(型番：ノ-891)は，A5サイズまでの書類などをそのまま収納できて，大切に保管できる．また，株式会社キョクトウ・アソシエイツの"A5インデックス(5段)・ピンク"(型番：JHP01P，カラーはピンク)は，レフィルを用途別，日別，内容別などに分類するのに便利である．また，これは，筆記するときの下敷きにもなるので重宝する．"Fieldnotesリングバインダー"が不用意に開くのを防止するために，株式会社

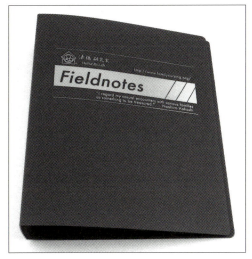

図3 オリジナル2穴リングバインダーの"Fieldnotesリングバインダー"

パイロットコーポレーションの"ペンケース付き手帳バンドA6・B6・A5サイズ手帳用（ダークレッド）"（型番：PBB-07-DR）を使用するとよい．これは，2本程度のペンを収納できるペンケース付きのブックバンドであり，バンドは長さ調節ができるアジャスター付きになっている．また，株式会社ハイタイドの"ペンフッククリップ"（型番：GB138-GD）は，Fieldnotesリングバインダーなどの表紙に挟んでペンを留めることができる．

2）ビッグデータのファイリング管理

フィールドワークで収集したビッグデータ（多種多量のデータ）を整理するため，各種書類をシステマティックにファイリング管理する必要がある．筆者らは，使用するファイルは，色のラベルによる区別（カラーコーディング）をしている．例えば，A4サイズ2穴リングバインダーを使用し，通称"赤ファイル"と"黒ファイル"に分類している．赤ファイルは，表紙が赤色のバインダーを使用し，生データを綴じている．一方，黒ファイルは，表紙が黒色のバインダーを使用し，各種情報を綴じている．なお，筆者らは，視認性が高いように赤色と黒色を使用しているが，色には好みがあるので，別の色で統一するのは構わない．

例えば，赤ファイルには，株式会社エトランジェ・ディ・コスタリカの"A4 2Holes File Lever 45㎜レッド（透明PP）"（品番：TFL2-75-02）がある．黒ファイルには，株式会社エトランジェ・ディ・コスタリカの"A4 2Holes File Lever 45㎜ブラック（不透明PP）"（品番：SLD-00-02）がある．なお，大量の書類は，5山（5色）のカラーインデックスシート（A4サイズ）で，書類を分類している．例えば，ポリプロピレン（紙ではないので丈夫）になっている株式会社大創産業の"仕切りシート（横見出しタイプ）"（品番：D106-924）を使用している．

その他に，マルマン株式会社の"ファスナー付ポケットリーフ"（型番：L850）を使用すると便利である．これは，赤ファイルと黒ファイルに綴じて，この中に，文房具，切手，付箋紙など，必要な物品を収納できる．また，2穴のマチ付きエンベロープ（envelope，封筒）としては，例えば，コクヨ株式会社の"ファイリングホルダー（2穴あき・マチ付エンベロープ）"（型番：フ-GHE750T）がある．これは，透明なエンベロープタイプで，ストッパーにもなるフタ付きなので，書類をそのまま収容して2穴リングバインダーに綴じ込み可能である．

5. FEO/I-J（FEO/I-FNとFEO/I-RJ）とFEO/I-FM, Fieldnotesリングバインダーの提供

1）FEO/I-J（FEO/I-FNとFEO/I-RJ）とFEO/I-FMの入手方法

研究者・教育者・実践者・学生などが研究・実践を目的として使用する場合は，FEO/I（FEO/I-FNとFEO/I-RJ）とFEO/I-FMは無料で入手し，自由に使用できる．FEO/Iの最新版は2015年1月14日発行の2.6J，FEO/I-FMの最新版は2012年8月1日発行の2.5Jであり，小冊子になっている．FEO/IとFEO/I-FMの著作権者ならびに代表窓口は，法橋尚宏である．FEO/IとFEO/I-FMの原本は，電

子メールもしくは書面にて代表窓口に連絡して入手できる．また，これらを使用するにあたって使用許諾書の交付が必要な場合は，必要事項（簡潔に記入）を添えて，電子メールもしくは書面にて使用申込をする（表2）．

使用申込の連絡を受けた後，FEO/I（FEO/I-FNとFEO/I-RJ）の原本2冊を開発・著作権者から郵送する．これはA4サイズの4ページからなる小冊子で，黒色と青色の2色印刷になっている．使用にあたっては，原則として，原本を70％（コピー機によっては71％）の縮小コピーをして，A5サイズにして使用する．リサイズ（拡大・縮小コピー）は自由にできる．FEO/I-FMに関しては，A5サイズで，クリーム色の原本2枚を開発・著作権者から郵送する．

ただし，これらは著作権で保護された著作物であり，改変および改良はできない（改変あるいは改良して使用する場合は，電子メールもしくは書面にて問い合わせをする）．なお，FEO/I（FEO/I-FNとFEO/I-RJ）とFEO/I-FMを活用した成果の公表時（とくに研究用途の場合）には，開発・著作権者に成果物（論文，会議録，総説など）の送付をお願いしている．

表2 FEO/I-J（FEO/I-FNとFEO/I-RJ）とFEO/I-FMの使用申込（使用許諾書の交付が必要な場合）

使用申込にあたっての必要事項	1. 氏名 2. 所属 3. 住所 4. 電子メールアドレス 5. 使用目的 6. 成果の公表方法（とくに研究用途の場合）
開発・著作権者の連絡先，成果の送付先	〒654-0142　兵庫県神戸市須磨区友が丘7-10-2 神戸大学大学院保健学研究科家族看護学分野 教授　法橋尚宏 電子メール：naohiro@hohashi.org

2)"FEO/I-FN & FEO/I-RJレフィル"の購入方法

既製のFEO/I-FNとFEO/I-RJが必要な場合は,"FEO/I-FN & FEO/I-RJレフィル"(法橋尚宏,本田順子著)が販売されているので,Webサイト(http://www.familynursing.org/ja/theory/thehohashinotes/feoi/)から購入できる.これは,1冊に120枚のFEO/I-FNレフィルと30枚のFEO/I-RJレフィルが帯封結束されおり,5冊セットになっている.

3)"FEO/I-FMパッド"の購入方法

複数冊のFEO/I-FMが必要な場合は,"FEO/I-FMパッド"(法橋尚宏,本田順子著)が販売されているので,Webサイト(http://www.familynursing.org/ja/theory/thehohashinotes/feoifm/)から購入できる.これは,1冊にFEO/I-FMパッドが50枚入で,10冊セットになっている.

4)Fieldnotesリングバインダーの提供

2015年3月現在,Fieldnotesリングバインダーは,家族同心球環境モデル研究会(CSFEM研究会)会員などに無料領布している(Webサイトは,http://www.familynursing.org/ja/theory/thehohashinotes/ringbinder/).なお,CSFEM研究会のWebサイトは,http://www.familynursing.org/csfem/である.

B. 家族フィールドワーク論

1. 家族フィールドワークの基礎

1) 顕在的家族情報と潜在的家族情報

"家族のことは家族が一番よく知っている"と思いがちであるが,一概にはそうとも限らない.法橋は,家族情報は,家族の認識の有無と看護職者の認識の有無のマトリックスによって,4象限(4種類)に分類できると考えている(図4).家族の認識からみると,第1象限の"Ⅰ.開放家族情報"と第4象限の"Ⅳ.秘密家族情報"は顕在的家族情報であり,家族が認識している家族情報である.一方,第2象限の"Ⅱ.盲点家族情報"と第3象限の"Ⅲ.未知家族情報"は潜在的家族情報であり,家族が認識していない家族情報である.したがって,"Ⅱ.盲点家族情報"と"Ⅲ.未知家族情報"は,例えば,家族／家族員が回答する定量的な家族アセスメントツール(質問紙など)では収集することが困難である.なお,顕在的(manifest)とは,ある事象が当事者(家族)に意図され,認識されていることであり,潜在的(latent)とは,ある事象が当事者(家族)に意図されず,認識されていないことである.すなわち,ここでは,actualとしての顕在的,potentialとしての潜在的の意味ではない.

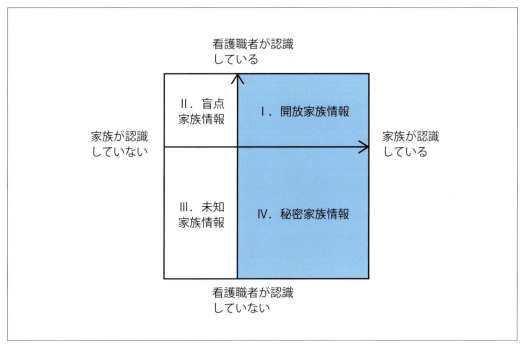

図4 顕在的家族情報と潜在的家族情報の分類

"Ⅰ.開放家族情報"は,家族も看護職者も認識している家族情報であり,"Ⅳ.秘密家族情報"は,家族は認識しているが,看護職者は認識していない家族情報である.そこで,"Ⅰ.開放家族情報"は家族の建前,"Ⅳ.秘密家族情報"は家族の本音に相当することがある.日本人は,ときとして本音と建前を過剰なまでに使い分け,言いたくないこと,世間体が悪いこと,恥（家族の恥）になることなどを隠すことがある.看護職者は,"Ⅰ.開放家族情報"を収集することができても,"Ⅳ.秘密家族情報"をターゲットファミリーから聴き出すことは難しいことがある.したがって,家族情報は,家族インタビュー／ミーティングだけではなく,家族／家族員の観察を行わないと収集できないことがあり,家族環境観察が情報収集の鍵となる.なお,"Ⅰ.開放家族情報"が広く,"Ⅳ.秘密家族情報"が狭い家族は,看護職者が家族／家族員を理解しやすい.逆に,"Ⅰ.開放家族情報"が狭く,"Ⅳ.秘密家族情報"が広い家族は,看護職者が家族／家族員を理解しにくい.

　"Ⅰ.開放家族情報"は,看護職者による情報収集が最も容易である.また,"Ⅱ.盲点家族情報"は,家族が認識していないが,看護職者が認識でき,収集が可能な家族情報である.家族環境観察には,イーミック（emic,内部者からの見方）とエティック（etic,外部者からの見方）の2つの視点がある[17].エティックは,家族外部の観察者として客観的に家族情報を収集する視点であり,例えば,当事者である家族が認識していない"Ⅱ.盲点家族情報"を収集することを可能にする.すなわち,家族にとっては当たり前のことが,外部者である看護職者が当たり前でないと感じることから,家族が認識していない家族情報を引き出すことが可能になる.また,認知・感情領域は家族員が自覚できるが,看護職者が観察するのは家族員の生理・行動領域でもある.この相違点から考えても,家族インタビュー／ミーティングだけではなく,看護職者の家族環境観察力が重要である.

　一方,"Ⅲ.未知家族情報"は,家族も看護職者も認識していない家族情報であり,情報収集が最も困難である."Ⅲ.未知家族情報"を収集するには,看護職者の観察力,情報収集力,家族アセスメント力などが鍵となる.そして,"Ⅲ.未知家族情報"を"Ⅱ.盲点家族情報"や"Ⅰ.開放家族情報"に変換することによって,家族情報を収集する必要がある.

　なお,FEO/Iを実施することによって,ターゲットファミリーは本音を語ることで,自ら家族現象に気づくことになる.そして,家族セルフケア力がある家族ケースでは,本音を語るだけで,家族で家族症候を解消していくこともある.すなわち,家族支援には,ターゲットファミリーに本音を話させるスキルが不可欠である.

2）客観的事実（事実）と心理的事実（認識,意見）の切り分け

　フィールドノーツには,前述のように,事実ノーツ,解釈ノーツ,行動ノーツ,個人ノーツがある（表1）.ただし,これらの内容別にフィールドノーツを分類すると,記述内容がどこに該当するのか不明確なケースが出てきて,家族インタビュー／ミーティングの終了後に読み返すときに,何をどこに記録したのかわからなくなりかねない.これに対して,これらすべてを同じフィールドノーツに記入すれば,内容を探す規準を時系列に一本化できるので,家族情報の所在がわかりやすくなる.

　ノートテイキングにあたっては,看護職者にとっての客観的事実（事実）と心理的事実（認識,

意見)を切り分けることが不可欠である．すなわち，どこまでが事実で，どこからが看護職者の認識，意見なのかを明確に分ける．事実とは，実際に起こった出来事や存在であり，客観的な情報である．一方，認識とは，その事実を主観的にどうとらえるかという理解や判断のことである．その事実と認識にもとづいて，看護職者が述べる主張や考えが意見である．事実は客観的事実（本当にあったこと）であり不変であるが，認識と意見は心理的事実（本当に思っていること）であり看護職者によって異なる．

また，"何が起こったのか""どう理解したのか""どう考えたのか"が混ざるとストーリーを理解しにくいが，客観的な事実から主観的な意見の順に整理することでわかりやすくなる．例えば，"家族から退院日を早めてほしい"という事実，"これ以上の前倒しは難しい"という認識，"退院日を早めることはできないだろう"という意見の順番に記入すると，その説明がわかりやすくなる．

なお，認知（perception, recognition）とは"ある物事を認めること"，認識（cognition）とは"ある物事を理解・判断すること"であり，両者を区別して用いる．認知・認識は，"認知⇒具体的認識⇒判断"というプロセスを踏む．認識のほうが，認知よりも物事の内容や意義を深く理解するという意味合いが強い．また，認識は，知ることによって得た知識までを含むので，"認識が深い""認識が甘い"などのように用いることができる．例えば，"このこどもが自分のこどもであると認知する"と"このこどもが自分のこどもであると認識する"とでは，意味が異なる．認知の場合は，自分とそのこどもに親子関係があることを知ったことを意味する．一方，認識の場合は，自分がそのこどもと親子関係があることから，自分が親であるという自覚やこどもへの愛情が湧いてきたなどの意味も含まれる．

3）6W1Hと5W1Hの意識化

家族／家族員から正確で，具体的な家族情報を収集するためには，6W1Hを意識するとよい．これは，時間を表す"When"（いつ），場所を表す"Where"（どこで），行為／行動主体を表す"Who"（誰が），内容を表す"What"（何を），対象を表す"Whom"（誰に），理由を表す"Why"（なぜ），方法を表す"How"（どのように）のそれぞれの頭文字の数を示しており，情報伝達の7要素となる．看護職者は，6W1Hを意識することで，必要な家族情報を漏らさずにフィールドノートに書き留めることができるようになる．

この6W1Hの中で，とくに"Why"と"How"は，家族問題現象の解決スキルとして重要である．「なぜ？　なぜ？　なぜ？　なぜ？　なぜ？」と5回反復し[18]，表面的な家族問題現象を深堀りしてターゲットファミリーに問うことで，その本質的な課題を抽出できる（5なぜの法則）．そして，"Why"（なぜ）により家族問題現象の深層にある因果関係が突き止められるので，そこから"How"（どうすればよいのか）により解決方法が生まれる．これは，"Why, Why, Why, Why, Why, How"であり，5W1Hという．すなわち，家族インタビュー／ミーティングにおいては，常に6W1Hと5W1Hを意識しておくことが重要である．

4) FEAIで類型化した観察項目

FEO/Iにおける観察項目は，原則として，FEAI(Family Environment Assessment Index, 家族環境アセスメント指標)[19]の項目(アイテム)に該当する(表3)．FEAI(バージョン2.5)は，家族同心球環境理論(CSFET)にもとづいて，40項目(アイテム)で構造化されており，家族環境システムと家族システムユニットの7領域(ドメイン)に大別される．これが，家族アセスメントに活かすために必須となる家族情報の枠組みである．40項目の詳細は，『FEAI-J(家族環境アセスメント指標)のアセスメントガイド』を参照する．

ただし，40項目すべての家族情報を収集するには，長時間を要する．したがって，例えば，まずは，家族機能／家族支援ニーズ尺度であるSFE(Survey of Family Environment, 家族環境評価尺度)によって，家族が認識する家族機能状態と家族が認識する家族支援ニーズを測定する．そして，家族全体／各家族員の家族機能得点が低い項目，家族全体／各家族員の家族支援ニーズ得点の高い項目などを明らかにし，それらに関連する観察項目に焦点化して家族情報を収集するのもよい．

表3　FEAIで類型化した観察項目

領域(ドメイン)	観察項目(FEAIの項目[アイテム])
家族内部環境システム	□FEAI-01　家族の生活時間(family time allocation) □FEAI-02　家族のルール・ビリーフ(family rules and beliefs) □FEAI-03　家族のライフスキル(family life skills) □FEAI-04　家族の役割構造(family role structure) □FEAI-05　家族の関係力動(family dynamic relationship) □FEAI-06　家族のコミュニケーション力(family communications ability) □FEAI-07　家族のストレス耐性力(family stress-tolerance ability) □FEAI-08　家族の問題解決力(family problem-solving ability) □FEAI-09　家族の健康セルフケア力(family health-related self-care ability) □FEAI-10　家族のスピリチュアリティ(family spirituality) □FEAI-11　家族の幸福(family happiness) □FEAI-12　家族の強み(family strengths) □FEAI-13　家族の透過性(family permeability) □FEAI-14　カップルの性愛(sexual love between two partners) □FEAI-15　家庭経済力(family economic power) □FEAI-16　家族の住生活環境(family living environment)

ミクロシステム（家族外部環境システム）	□FEAI-17　地域生活圏（local living sphere） □FEAI-18　地域活動（community activities） □FEAI-19　近所のひと（neighbors） □FEAI-20　家族ピア（family peers） □FEAI-21　親類，友人（relatives, family friends）	
マクロシステム（家族外部環境システム）	□FEAI-22　レジャー環境（leisure environment） □FEAI-23　教育・保育機関，生涯学習施設（educational, nursery, adult learning facilities） □FEAI-24　保健・医療・福祉施設（health, medical, welfare facilities） □FEAI-25　社会資源・公共サービス（social resources, public services） □FEAI-26　家族支援看護職者と協働者（family health care nurses and their collaborators） □FEAI-27　職場環境（workplace environment） □FEAI-28　生活情報（living information） □FEAI-29　社会ルール（societal rules） □FEAI-30　政治・経済（politics, economics）	
スープラシステム（家族外部環境システム）	□FEAI-31　宗教（religion） □FEAI-32　国民性・地方性（national and regional characteristics） □FEAI-33　言語（language） □FEAI-34　生物圏（biosphere）	
クロノシステム	□FEAI-35　家族エネルギーの充電（recharging family energy） □FEAI-36　家族パワーの増強（reinforcing family power） □FEAI-37　家族イベントへの適応（adapting to family events） □FEAI-38　家族の希望の実現（realizing family hopes）	
家族システムユニット	□FEAI-39　家族システムユニット（family system unit）	
調整項目	□FEAI-40　調整項目（adjustment items）	

5）FEO/Iにおける10次元の観察視点

家族フィールドワークの前に，何を観察するのか，何を聴くのか，どこに主眼をおくのかをインタビュアーが明確に把握しておく必要がある．表4には，FEO/Iにおける観察視点として10次元をまとめた．これは，家族同心球環境理論（CSFET）[1]，家族ケア／ケアリング理論[5]などに立脚して構築したものである．とくに顕在的家族情報と潜在的家族情報の分類（図4）における"Ⅲ．未知家族情報"と"Ⅳ．秘密家族情報"を収集するために，家族／家族員の系統的かつ有機的な連携をもったFEO/Iを実施しなければならない．

表4　FEO/Iにおける10次元の観察視点

10次元の観察視点	主な内容
1）空間	空間とは，"物質が存在し，諸現象が生起する場"のことである．
2）時間	時間とは，"家族システムユニットイベントや変化を認識するための基礎的な概念"のことである．とくに，時間経過にそって起きた／起きている／起きる可能性がある家族環境の変化を捉える．
3）現象	**現象とは，"ひとが知覚できるすべての物事"のことである．**なお，物事と事物とは，"有形の物（モノ）と無形の事（コト）"のことである．物事は"事"に重点があるのに対して，事物は"物"に重点がある表現である．
4）家族システムユニットイベント	**家族システムユニットイベントとは，"家族環境で生起し，家族機能度／家族症候度に変動を引き起こす事象"のことである．**なお，事象とは，"起こった事柄"のことである．事柄とは"物事の内容，様子"のことである．
5）行為／行動	**行為（自らの意思にもとづいて，意識的にする行い）とその行為者，行動（無意識の活動［条件反射など］も含み，行為よりも幅広い概念）とその行動者を捉える．**
6）感情	家族員全員の感情（家族のこころ）を明らかにする．**基本感情には，喜び（joy）と悲しみ（sadness），受容（trust）と嫌悪（disgust），恐れ（fear）と怒り（anger），驚き（surprise）と期待（anticipation）がある**[20]．
7）家族現象の根拠	**家族現象とは，"時空間において看護職者が観察できる，家族が現しているすべての事実"のことである．**とくに，家族症候の危険／原因因子，予防／阻止因子，促進因子，抑制因子を捉える． 家族症候を出現させやすくする因子は危険因子（risk factor），家族症候の出現を引き起こす因子は原因因子（causal factor）という．逆に，家族症候を出現させにくく因子は予防因子（preventive factor），出現を阻害する因子は阻止因子（inhibitory factor）という．また，出現している家族症候の家族症候度を高くさせる因子は促進因子（promoting factor），逆に，家族症候度を低くさせる因子は抑制因子（suppression factor）という．

8) 相互作用／交互作用	**相互作用（interaction, インタラクション）とは，"同じシステム（組織）内での作用と反作用"のこと**であり，同じシステム内の2つ以上の事物が互いに影響をおよぼしあうことである．すなわち，イントラシステム（intra-system）における相互関係と関係調整といえる． **交互作用（transaction, トランザクション）とは，"異なるシステム（組織）間での作用と反作用"のこと**であり，異なるシステム間の2つ以上の事物が互いに影響をおよぼしあうことである．すなわち，インターシステム（inter-system）における相互関係と関係調整といえる． 家族員の関係は，提携（alignment, アラインメント）の視点から捉えることができる．連携とは，家族員が他の家族員と協力関係をもつことであり，**敵対関係を含まない同盟（alliance, アライアンス）と敵対関係を含む連合（coalition, コアリション）がある**．同盟とは，家族内の2者が，第3者の存在とは関係なく提携することである．一方，連合とは，家族内の2者が，第3者に対抗するために提携することである．家族員の関係は，親密な同盟関係なのか，排他的な連合関係になっているのか区別して捉える必要がある．
9) 家族ビリーフ	**家族ビリーフとは，"家族員ビリーフが相互に関連し合い，家族員全員が共通してもっているビリーフ"のこと**であり，文化，価値観，習慣などの影響を受けている．なお，**家族員ビリーフとは，"家族員の物事のとらえ方"のこと**である．
10) 家族の理想（目標）	**家族問題現象（family problem phenomenon）とは，"家族の理想（目標）と現実（結果）との差異であり，解決するべき事柄"のこと**である．したがって，家族の理想（目標，期待，目的など）が何であるかが重要になる．例えば，理想が高すぎると，その達成は困難であり，家族問題現象が発生しやすくなる．

2. ノートテイキングの実際

1) ノートテイキングの原則

　見開きページの両側に文字を記入すると，例えば，右側のページに記入するときに左側のページに記入した内容が他者に見えやすくなるので，できる限り情報漏洩を防ぐためにレフィルの裏面には書かないようにする（すなわち，見開きページの右側のみに記入する）．レフィルの裏面（見開きページの左側）に記入したときは，白紙などで隠すようにする．

　筆記具は耐久性に優れる油性ボールペンとし，黒色，青色，赤色の3色ボールペンを使用する．ペンの色分けをし，黒色では事実や出来事（FNに関連する内容），青色では解釈，考えやアイデア（IN，PNに関連する内容），赤色では今後の予定や計画（ANに関連する内容）を記入する．さらに，フィールドノーツの分類（表1）にしたがって，事実ノーツの冒頭には"FN:"，解釈ノーツの冒頭には"IN:"，行動ノーツの冒頭には"AN:"，個人ノーツの冒頭には"PN:"を付けて，これらを明確に区別する．ボールペンは，太い方がなめらかに書けるので，太字を使うほうがよい．細かい箇所に記入するのであれば細字（0.3㎜），事務などの用途では中字（0.5㎜），メモ，手紙，速記などの用途では太字（0.7㎜）が一般的である．

　FEO/I-FNとFEO/I-RJは公式な文書であり，その訂正には偽造防止のために修正液・修正テープは使用不可である．もしも訂正する場合は，二重線で消して押印し，何を書き換えたのかわかるように訂正する．さらに，FEO/I-FNとFEO/I-RJでは，"No. ／ "欄に連続するページ数を記入することで，ページ紛失や改竄がないように工夫できる．

　文章は，大見出し，中見出し，小見出し，本文という構成にして，階層（レベル）を設ける．大見出しは"#"，中見出しは"##"，小見出しは"###"を文頭に付けて，目立つようにする．なお，"#"（ナンバー）は，2本の縦棒を傾け，2本の横棒を水平に書く．一方，"♯"（シャープ）は，2本の縦棒を垂直に，2本の横棒を傾けて書く（五線譜に書いたときに目立つように，2本の横棒を傾けて書く）．なお，パソコンで入力する場合は，"shiftキー"を押しながら数字の"3キー"を押すと入力される記号が"#"（ナンバー）である．

　本文で，括弧が多重になるときの使い方は，内側から，丸括弧"( )"，角括弧"[ ]"，波括弧"{ }"の順とする．可能な場合は，頭文字をつなげて作った頭字語（acronym，アクロニム），略語と略号（付録3）を使用し，速く記入できるようにする．また，物事を簡単な絵柄で記号化して表現したアイコン（icon）は，直感的で，見た目がわかりやすくなるので積極的に使用するとよい．

　蛍光ペンを使って文字の上から半透明の色を塗って，"至急"はピンク，"重要"はイエロー，"完了"はオレンジなどと決めて（蛍光ペンルール），色分けをするのもよい．なお，イエローは，コピーする際にほぼ消えてしまうという特徴がある．例えば，ぺんてる株式会社の"ハンディラインS"は，キャップ不要のノック式蛍光ペンであり，片手でノックすればすぐに書ける．ノック式蛍光ペンとしてはスリムボディで，携帯に便利である．また，カートリッジを替えれば繰り返し使用できる．オレンジ（型番：SXNS15-F），イエロー（型番：SXNS15-G），ライトグリーン（型番：SXNS15-K），ピンク（型

番:SXNS15-P), スカイブルー(型番:SXNS15-S), バイオレット(型番:SXNS15-V)の6色がある. それぞれのカートリッジは, オレンジ(型番:XSLR3-F), イエロー(型番:XSLR3-G), ライトグリーン(型番:XSLR3-K), ピンク(型番:XSLR3-P), スカイブルー(型番:XSLR3-S), バイオレット(型番:XSLR3-V)である.

2) 必携の4色ボールペンと赤芯のシャープペンシル(赤鉛筆)

FEO/Iの筆記には, 黒色, 赤色, 青色の3色ボールペンを使用するが, 家族インタビュー／ミーティングで必須となるFEM(家族環境地図)のマッピングには, 黒色, 赤色, 青色, 緑色の4色ボールペンが必要になる[21]. さらに, 家族インターフェイス膜の機能レベルを図示するとき, 不明瞭な家族インターフェイス膜を記入するために, 赤芯のシャープペンシル(赤鉛筆)が必要になる.

書きやすく, 見やすい, ノック式の4色ボールペン(0.7mmの太さ)としては, 例えば, ゼブラ株式会社の多色エマルジョンボールペン"スラリ4C 0.7"(品番:B4A11-BK, 軸色は黒)がある. これは, 1本で4色インクが使える多色ボールペンであり, 可動式バインダークリップが付いているので, 厚みのあるクリップボードなどにも挟める. また, エマルジョンインクは, 油性のしっかりした手ごたえと, ジェル(水性)のさらさらした軽さを兼ね備えている. エマルジョンボールペン替芯(EK-0.7芯)としては, 黒(品番:REK7-BK), 青(品番:REK7-BL), 赤(品番:REK7-R), 緑(品番:REK7-G)の4色を使用する. インクはなくなりやすいので, 替芯は常に携帯しておく. さらに, これにシャープペンシルの機能を搭載した"スラリマルチ0.7"(品番:B4SA11-P, 軸色はピンク)がある. これは, 1本に4色ボールペンと芯径0.5mmのシャープペンシル(消しゴム付)の5機能を搭載している多機能ペンであり, FEMの記入に必要なすべての機能を備えている. なお, 赤芯のシャープペンシル替芯には, ぺんてる株式会社の"シュタイン替芯0.5赤芯"(品番:C275-RD)がある.

3) 略語・略号の活用

付録3には, 筆者らが頻用している略語と略号をまとめた. なお, 省略を示すピリオドは, ワード数はできるだけ少ないことが望ましいと考え, 原則, これらにピリオドを付けていない. 略語・略号を使うことにより, 記録を書く際の手間が省け, 時間短縮になり, 会話に遅れないようにできる. 例えば, "会議"と書くより"mtg"としたほうが速記できる. さらに, 例えば, ターゲットファミリーの前で, 判断結果(合格, 不合格など)を書くときに, 家族／家族員の心理的抵抗を少なくできる. なお, 『FEM-J(家族環境地図)のアセスメントガイド』[21]で紹介してある病気／障がい名などの略語, 略称も参考にする.

4) 家族コードの意義とその付与方法

家族インタビュー／ミーティングでは, 記録物に家族の姓(名字)や家族員の姓名(名字と名前)を記入する. 家族／家族員情報が記入されている記録物は, 所属施設(病院, 大学など)の鍵がかかる部屋の中にある鍵がかかる保管庫にて管理し, 情報漏洩を防ぐようにする. パソコンで家族／家

族員情報を扱う場合は，インターネットに接続していない専用のパソコンで行う．

ただし，家族情報や家族員情報を匿名化して管理する必要がある場合は，家族コードを付ける．家族コードは，"場所（フィールド）-年月-2桁の通し番号"の形式にするとよい．例えば，"五島市で2012年9月に家族インタビュー／ミーティングを実施した7番目の家族"の場合は，"FUJ-SEP12-07"のようにする．"場所（フィールド）"は3レターコード（スリーレターコード）の大文字（3文字）とする（表5）．空港がある都市は3レターコードをもっており，国際航空運送協会（International Air Transport Association, IATA）により定められているので，原則としてこれを使用する．3レターコードは，任意のアルファベット3文字の組み合わせを用いた略記法のことである．例えば，神戸市は"UKB"，東京都は"TYO"，香港は"HKG"，ロサンゼルスは"LAX"である．空港をもつ都市以外，その他の施設などの場合は，独自に3レターコードを作成するとよい．また，"年月"は，例えば，"SEP12"のように，月を大文字3文字の省略形にした後，西暦年の下2桁をアラビア数字で表記し，月と西暦年の間にスペースやコンマは入れない．"通し番号"は，同一フィールドワーク（あるいは研究プロジェクトなど）内での連番を2桁のアラビア数字で付ける．また，家族員についても明記する場合は，夫（husband）は"H"，妻（wife）は"W"など，略語を家族コードの末尾に付与するようにする（付録3）．

表5　3レターコードの例（五十音順）

都　市	3レターコード	都　市	3レターコード
青森	AOJ	東京	TYO
秋田	AXT	鳥取	TTJ
旭川	AKJ	長崎	NGS
伊丹	ITM	名古屋	NKM
岡山	OKJ	那覇	OKA
鹿児島	KOJ	新潟	KIJ
高知	KCZ	羽田	HND
神戸	UKB	広島	HIJ
五島	FUJ	福岡	FUK
仙台	SDJ	福島	FKS

3. FEO/I-FNとFEO/I-RJの記入方法

1）FEO/I-FNの記入方法

　家族環境観察，家族インタビュー／ミーティングで使用するFEO/I-FNは，上部にある"No. ／ "欄にページ数を記入して，連番表示とする．温湿度計を携帯し，そのときの温度は"温度：　℃"欄，湿度は"湿度：　%"欄に記入する．エアコンなどにより，部屋の快適な温度と湿度(表6)を確保する．着用している服装(ノー上着か否か，ノーネクタイか否かなど)，ひとによって体感温度が異なる．家族インタビュー／ミーティング中に，エアコンの効き具合を家族員に確認し，温度設定，風量調整，風向調整を行う．また，乾燥が気になる部屋の場合は，加湿する．

　FEO/I-FNの左側の"　：　～　：　"欄には，例えば，家族インタビュー／ミーティングの開始時刻(会話を開始した時刻)，終了時刻(会話を終了した時刻)を記入する．そのためには，正確な時刻を刻む電波時計があると便利である．例えば，カシオ計算機株式会社の温度，湿度，日付表示付きの目覚まし電波時計"ウェーブセプター"(型番：DQD-660J-4BJF，カラーはピンク)がある．電波時計でないが，温度，湿度，時計(秒表示可能)を同時に表示できる株式会社タニタの"デジタル温湿度計"(型番：TT-550-PK，カラーはピンク)は，軽量小型なので携帯しやすい．さらに，"　：　～　：　"欄には，見出し，キーワード，カテゴリ名／サブカテゴリ名，タグ名，チェックマーク(レ点)などを自由に記入するとよい．例えば，記録内容の簡潔な見出しを付けることで，家族情報の検索にも役立つようになる．

　本文の欄は，1)事実ノーツ，2)解釈ノーツ，3)行動ノーツ，4)個人ノーツ(表1)となる．オーディットトレイル(audit trail)として，見たこと，聴いたこと，感じたこと，考えたことなどを記入する．オーディットトレイルとは，FEO/Iの内容やプロセスの再現を可能とするために，時系列にそって保存した記録のことである．本文に書く日付は"YYYY-MM-DD"の形式，時刻は24時間表示として，記入事項に常に時間軸を刻むことを忘れないようにする．"YYYY-MM-DD"の形式は，ISO 8601の拡張表記であり，YYYYは年(4桁の数字)，MMは月(2桁の数字)，DDは日(2桁の数字)で，例えば，"2005-07-19"などとする．

　見たことは，イラストを交えながらFEO/I-FNに記入するとわかりやすい．メモや資料などは，その現物をFEO/I-FNにテープのりなどで確実に貼る．可能な場合は，ICレコーダ，デジタルカメラ，デジタルビデオカメラを併用するとよい．聴いたことは，話者名をあげて記入する．実際の会話を直接引用する場合(直接話法)は，鉤括弧の中に会話を描写する．家族インタビュー／ミーティング後に会話分析用逐語録を作成する場合は，会話の骨子をオーディットトレイルでFEO/I-FNに記入しておくと便利である．さらに，その場で感じたこと(困ったこと，助かったことなど)，考えたこと(重要なこと，アイデアなど)を文章にしておく．また，重要であると思った部分(cue，キュー)は，単語などで忘れないうちに記入しておく．キューは，後から想起しやすいように，左側の"　：　～　：　"欄に記入するとよい．

　必要に応じて，書類(複数枚のレフィルなど)が紛失しないように，レフィルをステープラー(ホチ

キス）で留める．ステープラーは，レフィルをめくっても破れにくいように，できる限り左上端で針を縦にして留める．

表6　快適な室内温度と室内湿度の目安

季　節	室内温度	室内湿度
夏	25℃から28℃	55％から65％
冬	18℃から22℃	45％から60％

2）FEO/I-RJの記入方法

　ブリーフィング／デブリーフィングにおいて使用するFEO/I-RJは，上部の"No.　／　"欄にページ数を記入して，連番表示とする．左側の"　：　～　：　"欄には，例えば，ブリーフィング／デブリーフィングの開始時刻，終了時刻を記入する．ブリーフィング／デブリーフィングは，協議事項（agenda），決定事項（agrees on），宿題事項（action items）の視点（3つのA）で進行し，本文の欄に自由形式で記入する．下部にある"Action Plan（AP）"欄は，期限，優先順位を明確にして記入する．その際，本文に記入する日付は"YYYY-MM-DD"の形式，時刻は24時間表示として，記入事項に常に時間軸を刻むことを忘れないようにする．

　必要に応じて，書類（複数枚のレフィルなど）が紛失しないように，レフィルをステープラー（ホチキス）で留める．ステープラーは，レフィルをめくっても破れにくいように，できる限り左上端で針を縦にして留める．

C. 家族インタビュー／ミーティング論

1. 家族インタビュー／ミーティングの基礎

1）家族支援システムユニットと"関心"の重要性

　ターゲットファミリーの反応は，インタビュアーである看護職者の態度や振る舞いなどによって変化する．すなわち，ターゲットファミリーと看護職者をひとつの家族支援システムとしてとらえ，両者の交互作用を俯瞰的に理解する必要がある（図5）．家族面接には，個人面接と集団面接（複数面接）があるが，集団面接においては，家族員同士の相互作用も理解する必要がある．そこで，法橋は，家族インタビュー／ミーティングにおけるこれらの相互作用／交互作用（システム）を1単位（ユニット）として理解する必要があることから，これを"家族支援システムユニット"とよんでいる．

　関心とは，ある物事に意識を向けることである．本来，"関心"は主体の側が抱くもので，"興味"は対象に備わっているものであり，"私は，……に関心がある／ない"や"……は，私には興味がある／ない"という表現になる．したがって，能動的な度合いは興味よりも関心のほうが高く，感覚的な度合いは関心よりも興味のほうが高い．看護職者がターゲットファミリーに関心をもって接することが，ターゲットファミリーとの関係構築の原動力と基盤になる．これにより，一方向作用ではなく双方向作用を生じ，家族ケアリング関係[5]を構築でき，ターゲットファミリーは成長・発達[22]を遂げるこ

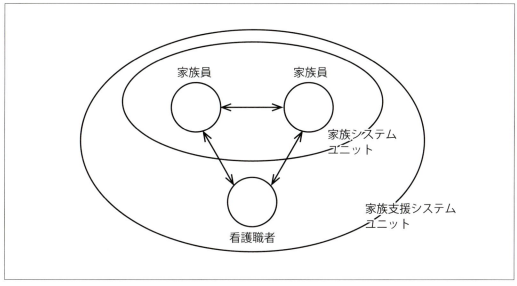

図5　家族支援システムユニットの例

とが可能になる．また，"私たちのことをわかってくれているし，わかろうとしてくれている""このひとの前では，安全で安心できるので，ありのままの自分たちを出せる"とターゲットファミリーが看護職者に対して思えることで，ターゲットファミリーは被支援感が得られるようになる．

なお，ターゲットファミリーのためと思って行っていることが，ターゲットファミリーが望んでいないことがある．看護職者の常識や価値観をターゲットファミリーにあてはめてはならない．看護職者は，ターゲットファミリーの立場で，ターゲットファミリーのためを考えることが重要である．

2）メインインタビュアーとサブインタビュアーの役割分担

聞く（ヒア，hear）は"単に相手の話を聞くこと"，聴く（リッスン，listen）は"耳を傾けて，話を傾聴すること"，訊く（アースク，ask）は"相手に質問し，訊ねる（尋ねる）こと"である．すなわち，聴く（listen）ことが，家族インタビュー／ミーティングの質を高めることになる．インタビュアーが傾聴して理解したことをターゲットファミリーに聴くことで会話が展開し，さらに家族インタビュー／ミーティングが進展する．

家族インタビュー／ミーティングは，原則として，メインインタビュアー（主面接者）1名，サブインタビュアー（副面接者）1名の2人1組で実施する．インタビュアーが1名の場合は，FEO/I-FNへの記入ができなかったり，トラブルがあったときに事実関係が証明しにくい．インタビュアーが3名以上になると，ターゲットファミリーに圧迫感を与えかねない．

メインインタビュアーは，インタビューガイドをもとに，ターゲットファミリーに家族インタビュー／ミーティングを実施する．メインインタビュアーは，記録に残したいことやアイデアなどの最小限のメモをとるが，なるべく聴き取りに集中し，家族に視線をあわせて，話を聴きながら頷き，相槌を打つ．サブインタビュアーは，FEO/I-FNへの記入を主に担当し，メインインタビュアーに対して追質問が必要な項目への助言，家族インタビュー／ミーティングの補足をする．

3）インフォームドコンセント／インフォームドアセント

家族インタビュー／ミーティングへの参加者は，原則として15歳以上の家族員全員とし，複数名での家族インタビュー／ミーティングが望ましい．家族員全員の参加が困難な場合は，少なくともゲートパーソン（gate person, GP）とキーパーソン（key person, KP）の参加が望まれる．家族インタビュー／ミーティングにおいて，ターゲットファミリーへの窓口となる家族員をとくにゲートパーソンという．家族の中で影響力をもつ家族員は，キーパーソンという．なお，こどもが抱えている悩み，心配事，問題行動（不登校など），病気・障がい（摂食障害など）などが家族症候の危険／原因因子，促進因子である場合は，そのこどもにも家族インタビュー／ミーティングに参加してもらう．

とくに研究目的の家族インタビュー／ミーティングでは，インフォームドコンセント／インフォームドアセントを行うことが倫理的配慮の根幹をなす[23]．家族インタビュー／ミーティングを実施するにあたって，15歳以上の家族員にはインフォームドコンセント（informed consent, 同意）を実施し，同意書をもらう．意思の疎通ができない患者（認知症，意識障害者など），精神疾患をもつひと

などは，インフォームドコンセントが困難であり，そのひとに最も関係が強い家族員，親族から代諾書をもらう．また，7歳以上14歳以下のこどもが参加する場合は，こどもの発達段階と理解力に応じた適切な説明書を用いてインフォームドアセント（informed assent，賛意）を実施し，同時に代諾者（親権者である保護者など）から代諾書をもらう．6歳以下のこどもが参加する場合は，インフォームドアセントの対象ではないが，そのこどもがわかる方法で説明し，こどもなりに納得できる関わりを看護職者が行って，代諾者（親権者である保護者など）から代諾書をもらう．

4）歪曲，省略（削除），一般化のピットフォール

歪曲，省略（削除），一般化は，家族員が体験を語るときに陥りがちな情報の伝え方であり，家族インタビュー／ミーティングにおけるピットフォール（pitfall，落とし穴）になる．これらが感じられたときは，ターゲットファミリーに具体的に聴くことにより，会話を正確に理解できるように掘り下げる必要がある．これは，家族員から無意識にある情報を引き出し，制限を取っ払ったり，家族員が新たな気づきを得ることになり，家族インターベンションの効果もある．

歪曲とは，家族員の自分なりの解釈によって，真実が歪められて認識されることをさす．例えば，「自分には，退院なんてできない」という発言がある．この場合は，「なぜ，そう思われるのですか？」と聴いて，歪曲された情報を回復する必要がある．

省略（削除）とは，話を単純化するために，具体的な内容が省略されることをさす．例えば，「私は，落ち込んでしまっています」という発言がある．この場合は，「何が原因で，落ち込んでいるのですか？」と聴いて，省略された情報を収集する必要がある．

一般化とは，例外や可能性を考慮せず，物事のある一部分だけに着目し，全体を決めつけてしまうことをさす．「誰でも」「いつも」「すべて」「絶対」のような普遍的数量詞が使われると，一般化されていることが多い．例えば，「いつもネガティブなことばかり考えてしまう」という発言がある．この場合は，「起きている間，ずっとですか？」と聴いて，一般化された情報から例外を見付け出す必要がある．

5）現在，過去，未来に属する家族情報

家族インタビュー／ミーティングにおいてターゲットファミリーから収集したい家族情報のひとつは，今後どうしたいのかという未来に関することであり，これは家族欲求に該当する．家族欲求には，家族ニーズ（needs）と家族ウォンツ（wants）がある．家族ニーズとは家族が必要性や欠乏を感じている状態（端的には，足りないもの）であり，家族ウォンツとは家族ニーズを満たすものがほしいという欲望（端的には，あったらよいもの）である．例えば，"家族の共有時間が少ない"が家族ニーズ，"家族そろって食事がしたい"が家族ウォンツになる．なお，家族ニーズと家族ホープ（hope，希望）は，同義語であるとみなす．

現在のことは現状をみたり，過去のことは思い出せばよく，判断や推測を行う必要がないので話しやすいが，未来のことは話しにくい．例えば，「明日の朝，何を食べますか？」と聴かれてすぐに答え

るのは難しいが,「今,何を食べていますか?」や「昨日の朝,何を食べましたか?」に対しては答えやすい.したがって,家族インタビュー／ミーティングでは,過去や現在のことから会話を始めて,未来のことという時系列にそって会話を進めると,家族／家族員の心理的負担が少なく,順序立てて想像をめぐらせることができるので答えやすくなる.質問に詰まったら過去に遡るというのは,家族インタビュー／ミーティングで有効な手段となる.また,家族同心球環境理論(CSFET)には,家族内部環境システム,ミクロシステム(家族外部環境システム),マクロシステム(家族外部環境システム),スープラシステム(家族外部環境システム),クロノシステムという5つのシステムがある.これらのシステム別に考えると,まずは,現在のシステムを把握することで家族問題現象を理解し,未来に関連するクロノシステムの項目は,他の4つのシステムの現在と過去に関する項目よりも後に聴くのがよいだろう.

例えば,コミュニケーション障害をもつ家族員がいる家族に対して,最善の家族支援を明確にするために実施する家族インタビュー／ミーティングでは,まず,「その状態を解決するために,家族でどのような取り組みをしましたか?」のように,過去のことについて聴く.次に,「現在,家族でどのような取り組みをしていますか?」のように,現在のことについて聴く.さらに,現在の取り組みをするようになった理由を聴けば,家族が家族支援に何を望んでいて,何を不満に思っているのかを明確にできる.すなわち,過去から現在の流れを踏まえることで現状の課題を把握し,未来を予測することが可能になる.これらの後に,「病院関係者からの対応に対して不満があるのであれば,どうすれば解消できると考えますか?」のように聴けば,未来に関する質問であっても,家族／家族員は比較的円滑に答えられるようになる.

2. 家族インタビュー／ミーティングのスキル

1) オープンクエスチョンとクローズドクエスチョン

家族インタビュー／ミーティングでの質問方法には,オープンクエスチョン(open question)とクローズドクエスチョン(closed question)がある(表7).オープンクエスチョンは開いた質問(開放型質問)のことであり,「睡眠の具合はいかがですか?」のように,幅広い答えがあり得る質問である.一方,クローズドクエスチョンは閉じた質問(閉鎖型質問)のことであり,「昨日はよく眠れましたか?」のように,「はい」か「いいえ」などに絞られる質問である.オープンクエスチョンとクローズドクエスチョンを使い分けることで,会話の焦点を絞り込んでいく.

表7 オープンクエスチョンとクローズドクエスチョンの例

オープンクエスチョン	1）時間（When，いつ） 2）場所（Where，どこで） 3）行為／行動主体（Who，誰が） 4）内容（What，何を） 5）対象（Whom，誰に） 6）理由（Why，なぜ） 7）方法（How，どのように）
クローズドクエスチョン	1）二者択一（Yes/No，いずれか一方） 2）択一（Which，どれか） 3）定量（How much，どのくらい）

2）構造化，半構造化（準構造化），非構造化

　家族インタビュー／ミーティングは，その構造化の程度によって，構造化面接（structured interview），半構造化面接（semi-structured interview），非構造化面接（unstructured interview）に分けられる（表8）．あらかじめ質問項目や質問順序が決められている構造化面接と，質問項目が決まっていない非構造化面接の中間にあるのが半構造化面接である．半構造化面接では，質問項目の大枠は用意するが，ターゲットファミリーの応答により，ある程度の自由度をもって進める．FEO/Iでの家族インタビュー／ミーティングは，原則として半構造化面接である．

　なお，"semi-structured interview"の訳語には，"半構造化面接"，"半構造的面接"，"半構成化面接"，"半構成的面接"などがある．しかし，接頭辞の"semi-"には"半分"，"準"などの意味があり，"半構造化面接"は構造化面接の半分の意味ではないので，"準構造化面接"が正しい訳語であると考える．

表8 構造化面接，半構造化（準構造化）面接，非構造化面接

構造化面接	事前に質問項目や質問順序などが決められている．それに厳密にしたがって質問項目を読み上げ，ターゲットファミリーから回答を得る．
半構造化面接（準構造化面接）	一定の質問項目は用意するが，ターゲットファミリーの反応により，適宜，質問項目の変更や追加を行う．
非構造化面接	事前に質問項目が決まっていない．ターゲットファミリーの会話の流れに応じて，自ずと家族インタビュー／ミーティングの目的に関連した内容が語られるように方向づけを行う．

3）家族インタビュー／ミーティング実施の10ポイント

　家族インタビュー／ミーティングでは，家族員の言葉や態度，感情などにインタビュアーがペースを合わせて，これらに共通点を作ることがコツになる（例えば，声の調子や話すスピード，声の大小，音程の高低，リズムなどを合わせる）．これは，ラポール（看護職者と家族との間の信頼関係）の創造に役立つコミュニケーションスキルのひとつであり，ペーシング（pacing）という．

　口べたな家族員や無口な家族員がいる家族ケース，話がはずまない家族ケースでは，答えやすいクローズドクエスチョンを利用し，「それはなぜ？」と掘り下げるきっかけを作る．「イエス」としか答えが返ってこなくても，「なぜ，イエスなのですか？」とそこを切り口に掘り下げ，「なぜ？」を5回繰り返すと家族現象の本質につきあたるといわれている（前述した5なぜの法則）．

　また，意味を誤解しないように，指示語が出てきたときは，「『あの』とはどういうことですか？」のように，指示語がさす内容を明らかにする．また，量，距離，時間，期間などについて，抽象的な表現や主観的な表現は，その具体的な意味を確認する．例えば，「大量」と言ったときに，どのくらい大量なのか，どういう意味で大量なのかなどを聴いて明らかにする．

　聴力は加齢とともに低下し，高音域から聞き取りにくくなる．高齢者に接するときは，低い声で，耳の近くで，ゆっくり話す．補聴器を使用している家族員には，聞こえ具合を確認する．

　このような筆者らの経験をもとに，家族インタビュー／ミーティングの実施時にとくに留意するべき10ポイントをあげておく（表9）．

表9　家族インタビュー／ミーティング実施の10ポイント

1)	座ったときの姿勢は，座面に対して背骨が90°になるようにする．家族／家族員と接しているときに，**貧乏揺すり，腕組み，肘付き，頬づえ，足組み，あくび，くしゃみ，髪の毛を触る行為などは，マナーやエチケットの面からよくないので避ける**．
2)	**家族員と視線の高さを合わせ，話の内容によって表情を使い分ける**．明るく，ほがらかな表情を基本とし，真面目な話は真面目な表情にする．返事は，「はい」「かしこまりました」「そうですね」のように，丁寧に返事をする．相槌をうつときは，「うん」ではなく「はい」と言う．威圧的，高圧的にならないように，大きな声で話さない．また，焦らず落ち着いて，ゆっくり，はっきりと発音する．
3)	家族インタビュー／ミーティングの所要時間をあらかじめターゲットファミリーに伝えておき，それを厳守する．**インタビュアーと家族／家族員の会話量を意識し，インタビュアーが話し過ぎないようにする．家族インタビュー／ミーティングの最初は，家族が答えやすく，威圧的でない内容にする**．答えにくい内容や非常に個人的な内容は，家族インタビュー／ミーティングの過程で家族員がリラックスしてきた段階で聴くようにするとよい．
4)	**効果的なアクティブリスニング（active listening, 傾聴）を意識する．家族のありようを批判しないで，受け入れるようにする**．そして，家族／家族員の尊厳と個別性を支える態度と言葉遣いをする．大事な話は，繰り返し確認する．

5)	具体的な内容を聴くときは,「このような状況だったらどうしますか?」のように, 具体的な状況を設定するとよい. 内容を深めたい話題のときは,「なぜ?」を繰り返して掘り下げるようにする(5なぜの法則). オープンクエスチョンとクローズドクエスチョンを組み合わせて活用する.
6)	話の脱線(故意的に脱線する場合, 知らずに脱線してしまう場合がある)は, 時間をとられてしまうことになるのでインタビュアーがコントロールする. 家族員の話が本題からそれたり, 質問の意図とずれた内容の返事があった場合は, 軌道修正を行うために,「そのお話は後で伺いますが, まずは……について伺わせてください」のように, 雰囲気を変えるように改まった質問をすることで, 家族員に不快感を与えることなく円滑に軌道修正を行う.
7)	話が長く, 一方的に話す家族員がいる場合, 一方的中断は拒絶的な対応となるので, 話を要約したり確認したりして対応する. また, 家族員全員に満遍なく話題を振るようにし, 家族員の誰かに発言が偏らないようにそれぞれの家族員の会話量を調節する. それぞれの家族員の"話す"と"聴く"のバランスをとる.
8)	感嘆, 感心, 共感, 感想, 疑問, 突っ込み, 掘り下げなどにより, 会話の流れをコントロールする. 例えば, 感嘆は「すばらしいですね」, 感心は「なるほど, そうなんですね」, 共感は「そうですね」, 感想は「複雑なんですね」, 疑問は「なぜですか?」, 突っ込みは「そのとき, どうされましたか?」, 掘り下げは「そのとき, どう感じましたか?」などである.
9)	家族員が話している途中に他の話を持ち出したり, 途中で質問したりして, 話の腰を折らないように配慮する. おうむ返し(家族員が表現したことをそのままインタビュアーが繰り返して言ったり, 伝え返すこと), 感情の反射(家族員が言葉や動作などで述べた感情をインタビュアーがそのまま受け取り, 言葉で返すこと)により, インタビュアーが自然な応対を行う. 例えば, 家族員が「こどもが急病で入院して, 目の前が真っ暗になってしまいました」と言ったときに,「それは驚かれましたね. さぞかし不安でたまらなかったでしょう」と感情の反射をすると, これには家族インターベンションの効果もある.
10)	インタビュアーが聴いたことの意味が不明なために家族/家族員が返事に詰まった場合は, 同じことを言葉を変えて聴く. 質問に対する家族/家族員の反応が, インタビュアーが聴きたいことと異なることがある. また, 家族/家族員の反応に対して, より詳細に聴きたいこともある. その場合は, 最初の質問に加えて, 追加や追求のための質問を行う. インタビュアーが聴いたことへの適切な答えがないために家族/家族員が返事に詰まった場合は, 一端, 話題を切り替えるのもよい.

3. 国語力の基礎の涵養

1）正しい言葉遣い

　日本語の正しい言葉遣いは，家族員に不快感を与えないための最低限のマナーである．例えば，"……にくい"や"……づらい"というが，これらの使い分けは明確ではない．漢字では，"難い"と"辛い"と書く．したがって，"……にくい"は"……することが難しい"，"……づらい"は"……することが辛い"と読み替えることができる．"話しにくい"と"話しづらい"の違いも，これにもとづいて使い分けるとよい．"話しにくい"は，「口の中にできものができたみたいで，話しにくい」のように，物理的負担感がある場合に使う．"話しづらい"は，「話しづらいことですが，離婚することになってね」のように，精神的負担感がある場合に使う．また，差別用語（差別語）は，絶対に使用してはいけない．

2）ほどよい敬語

　家族インタビュー／ミーティングでは，専門用語を使わずに，わかりやすい日常語を使用する．**一般的に，高齢者は，従来の伝統的で規範的な言葉遣いに依拠して，若者が使う新しい言い方を批判したり，否定したりしがちである．**一方，若者は，新しさや独自性を求め，伝統や規範から解放されたいわゆる若者言葉で仲間内のコミュニケーションを行う．これらを念頭において，年齢幅の広い家族員と適切に会話する必要がある．

　また，**家族／家族員との良好な関係を構築し，円滑なコミュニケーションを図るために，敬語の使い方を勉強しておく必要がある．**敬語は，"尊敬語"，"謙譲語"，"丁寧語"の3分類が一般的であったが，2007年に文化審議会が答申した敬語の指針では，現在の敬語の使い方をより深く理解するために5分類になった（表10）．すなわち，"謙譲語"が"謙譲語Ⅰ"と"謙譲語Ⅱ（丁重語）"，"丁寧語"が"丁寧語"と"美化語"に分けられている．

表10　敬語の分類と働き

3分類	5分類	働き
尊敬語	尊敬語	相手の行為・物事・状態などについて，その人物を立てて述べる．いらっしゃる・おっしゃる型という．
謙譲語	謙譲語Ⅰ	自分から相手に向かう行為・物事などについて，相手を立てて述べる．伺う・申し上げる型という．
	謙譲語Ⅱ（丁重語）	自分の行為・物事などを相手に丁寧に述べる．参る・申す型という．
丁寧語	丁寧語	相手に対して丁寧に述べるもので，相手の行為にも，自分の行為にも使う．です・ます型という．
	美化語	物事を美化して述べる．お酒・お料理型という．

C. 家族インタビュー／ミーティング論

家族インタビュー／ミーティングにおいて，家族員は名前でよぶようにするとよい．なお，夫婦（カップル）を対象とした家族インタビュー／ミーティングなどで，"ご主人様"や"奥様"の呼称を用いると，家族によっては不快感や抵抗感をもたれることがある．"ご主人様"には一家の主（あるじ）という意味，"奥様"は奥に住むひとという意味があり，性差別語であると感じるひとが多数いるのが事実である．ただし，辞書には"奥様"は他人の妻の尊敬語と書かれてあり，"奥様"，"奥さん"を用いるのは本来は問題ない．その場の空気を読んで呼称を使い分ける必要があるが，"ご主人様"，"奥様"に代わる呼称は難しい．実際には，"ご主人様"の代わりに"お父様"，"奥様"の代わりに"お母様"を用いることがある．同様に，"おじいちゃん"，"おばあちゃん"とよばれるのを好まない高齢者もいる．必要に応じて，名前でよぶようにするとよい．よく使う敬語の早見表を表11と表12に示しておく．

表11　よく使う敬語（人名）の早見表

普通語	尊敬語（相手側）	謙譲語（自分側）
ひと	○○様，あなた様，そちら様	私（わたくし），手前，当方，こちら
集団	皆様，各位，諸氏，諸賢	私（わたくし）ども，手前ども，一同
家族	ご家族様，ご家族の皆様，ご一同様	私（わたくし）ども，家族一同，家の者
親	親御さん，ご両親	親
両親	ご両親様	両親，父母，ふたおや
祖父	お祖父様（じい）	祖父
祖母	お祖母様（ばあ）	祖母
夫の父親	お舅様（しゅうと），お父様，お父上様	父，義父
夫の母親	お姑様（しゅうとめ），お母様，お母上様	母，義母
妻の父親	お父様，お父上様	父，義父
妻の母親	お母様，お母上様	母，義母
父	お父様，お父上様，ご尊父様（そんぷ），父君（ちちぎみ）	父，老父（ろうふ）
母	お母様，お母上様，ご母堂様（ぼどう），母君（ははぎみ）	母，老母（ろうぼ）
夫	ご主人様，旦那様，○○（名前）様	夫，主人
妻	奥様，○○（名前）様	妻，家内
子	お子様，○○（名前）様	こども，○○（名前）
息子	ご子息様，ご長男（ご次男）様，○○（名前）様／○○（名前）ちゃん，ご令息（れいそく）	息子，○○（名前）
娘	お嬢様，ご長女（ご次女）様，○○（名前）様／○○（名前）ちゃん，ご令嬢（れいじょう）	娘，○○（名前）
兄	お兄様，兄上様，ご令兄（れいけい）	兄
姉	お姉様，姉上様，ご令姉（れいし）	姉
弟	弟様，ご令弟（れいてい）	弟
妹	妹様，ご令妹（れいまい）	妹

孫	お孫様, ご令孫	孫
甥(おい)	甥御様	甥
姪(めい)	姪御様	姪
友人, 友だち	お友だち, ご友人	友人, 友だち

表12　よく使う敬語（動詞）の早見表（五十音順）

普通語	尊敬語	謙譲語	丁重語
会う	お会いになる, 会われる	お会いする, お目にかかる	会います
あげる	お与えになる, 与えられる	差し上げる, 進呈する	与えます
言う	おっしゃる, 言われる, 仰せられる	申し上げる, 申す	言います
行く	いらっしゃる, おいでになる, お越しになる	うかがう, 参る, 参上する	行きます
いる	いらっしゃる	おる	います
受け取る	受領される	拝受する	受け取ります
受ける	お受けになる	拝受する, お受けする	受けます
思う	お思いになる, 思われる	存じる	思います
書く	お書きになる	お書きする	書きます
聞く	お聞きになる, 聞かれる	うかがう, うけたまわる, 拝聴する, お聞きする	聞きます
来る	お越しになる, 見える, おいでになる, いらっしゃる, 来られる	参る	来ます
くれる	くださる, たまわる		くれます
死ぬ	お亡くなりになる, 亡くなられる, 逝去する		亡くなる
知る	お知りになる, 知られる, ご存じ	存じ上げる, 存じる, 承知する	知ります
する	なさる, される	いたす	します
尋ねる	お尋ねになる, 尋ねられる	うかがう, お尋ねする	尋ねます
食べる	召し上がる, お食べになる, 食べられる	いただく, 頂戴する	食べます
飲む	召し上がる, お飲みになる, 飲まれる	いただく, 頂戴する	飲みます
配慮する	ご高配くださる, ご配意いただく	配慮いたす, 注意いたす	ご考慮ください, ご注意ください
話す	話される	申し上げます	話します
持つ	お持ちになる	お持ちする	持ちます
見せる	お見せになる, 見せられる	お目にかける, お見せする, ご覧に入れる	見せます
見る	ご覧になる, 見られる	拝見する	見ます
もらう	お納めになる, お受け取りになる, もらわれる	いただく, 頂戴する	もらいます
読む	お読みになる, 読まれる	拝読する	読みます

3）クッション言葉の活用

　ターゲットファミリーに話しづらいことを聴くときの工夫として，クッション言葉の活用がある（表13）．夫婦関係，金銭問題，学歴，予後不良な家族員の病気などを聴くときは，「話しづらいことかも知れませんが」という前置きをして，自然に聴くのがよい．前置きを長くしたり，遠慮がちであると，ターゲットファミリーは構えてしまい，話しづらくなることがある．話したくない素振りがみえたら，「無理にお答えいただかなくても結構ですよ」「話題を変えましょうか？」のように，話すか否かを家族／家族員が選択できる機会を設けるとよい．

　反論するのも，家族／家族員の反応を引き出し，答えるきっかけにするのには有効である．ただし，反論する場合は，全面的に肯定した後に自分の意見を述べるという"イエス・バット（Yes, but）法"にしないと，家族／家族員の反発心をあおり，関係を崩す原因になりかねないので留意する．

表13　クッション言葉の例

場　　面	クッション言葉の例
家族／家族員に依頼するとき	「お手数をおかけしますが」「大変恐縮ですが」「勝手申し上げますが」「よろしければ」
家族／家族員に質問したいとき	「失礼ですが」「恐れ入りますが」「申し上げにくいことなのですが」「お差し支えなければ」
家族／家族員に反論するとき	「おっしゃることはわかりますが」「ご意見はなるほどとは思いますが」「確かにそのとおりでございますが」

4）耳障りな言葉の排除

　耳障りな言葉として，例えば，「……のほう」という言い方があり，とくに若者の間では謙譲語の主流になりつつある．「……のほう」は，名詞の後ろに付けて，心理的に事物の輪郭をぼかしたい場合によく用いられるようになっているが，「……のほう」は不要であり，使用しないようにする．例えば，「お名前のほうをお聞かせください」は正しい表現ではなく，「お名前をお聞かせください」と言う．

　また，副詞として使われる"全然"は，後に打ち消しの語である"……ない"などを伴い，否定の意味を表す使い方をする．したがって，例えば，「全然，大丈夫です」のように"全然＋肯定表現"では使用しない．「全然，問題ありません」は"全然＋否定表現"であり，正しい使い方である．

　言葉に詰まって「あのー」「そのー」「えー」「えっと」「ちょっと」などをはさむと，聞いている側は耳障りで聞き苦しい．言葉に詰まったら，何も言わずに間を開けるのがよい（間を開けるのは，家族／家族員の注意を集めるという好ましい副作用もある）．また，指示代名詞である「あの」「その」「これ」「あれ」「ここ」などは，多用しないようにする．これらは言葉の重複を避けるうえで便利であるが，多用しすぎると意味がわかりにくくなり，家族員が混乱してしまう．

家族インタビュー／ミーティングにおいては，若者言葉の使用も避ける．若者言葉とは，主として20代前後の青少年が日常的に用いる俗語であり，それ以外の世代ではあまり用いない言葉のことである．例えば，"めっちゃ"（非常にという意味），"やばい"（格好がよいなどの肯定的な意味から，困ったなどの否定的な意味まである），"キモい"（気持ちが悪いという意味），"かぶる"（あるもの同士が同じである意味）などがある．また，若者が使用するぼかし言葉（物事を断定しない曖昧な言い方をする表現）も避ける．例えば，"……みたいな"，"……的"，"的には"，"……とか"，"……のほう"などがある．

5）高齢者の言葉遣いと方言

　使用者の中心が高齢者となった言葉があり，『新明解国語辞典』（株式会社三省堂）では"老人語"（すでに青少年の常用語彙の中にはないが，中年・高年のひとならば日常普通のものとして用いており，まだ死語・古語の扱いにはできない語）として説明されている．高齢者を対象とした家族インタビュー／ミーティングでは，これらの言葉の意味の理解が欠かせない（表14）（一部，差別用語も含まれているので留意する）．

　言語のうち，ある限られた地域に使われる，共通語とは異なる語彙・発音・語法のことを方言という．家族インタビュー／ミーティングでは，家族員に通じない，あるいはわかりにくい方言（関西弁，秋田弁，博多弁など）は使用しない．一方，家族員の居住する地域の方言を使うことで，家族員から親しみを感じてもらえ，コミュニケーションが円滑になることがある．家族インタビュー／ミーティングにおいては，方言の理解も欠かせない．

6）漢字を正確に読む力と書く力

　会話や記録をするにあたって，漢字を正確に読む力と書く力が不可欠である．誤字・脱字は，家族／家族員の信頼を失うことになる．例えば，出生（しゅっしょう）とは，ひとが生まれることであり，出生率（しゅっしょうりつ），出生届（しゅっしょうとどけ），出生地（しゅっしょうち）のように用いられる．出生は"しゅっしょう"と読むのが正しい．
"しゅっせい"は誤読であるが，そう読むひとが増えて"しゅっせい"という読み方も辞書に掲載されるようになってきている．

　例えば，家族の関係をあらわす"続柄"は"つづきがら"と読むのが正しい．婚姻届，離婚届，出生届などでは，"続き柄（つづきがら）"と送りがなが使われている．ただし，"ぞくがら"という誤った読みが広まり，辞書にも掲載されるようになってきている．

　また，例えば，歴（経験の意味）と暦（カレンダーの意味）の違いを理解しておく．"既往歴"，"家族歴"，"分娩歴"，"生活歴"，"現病歴"，"離婚歴"，"西暦"などと書くのが正しい．

表14 高齢者の言葉遣いの例（五十音順）

言葉遣い	意味	備考
赤チン	局所殺菌剤（赤いヨードチンキ，マーキュロクロム液）	
アベック	カップル	
行かず後家	歳を重ねた未婚女性	
如何様にも	どのようにもすること	
行きしな／帰りしな	行きがけ（行く途中）／帰りがけ（帰る途中）	
今時分	今頃	
乳母車	ベビーカー	
衣紋掛け	ハンガー	
オーバー	コート	
お仕着せがましい	上から一方的に押し付けられたり，定められたりすること	
貴様	相手	本来は敬語である．
汽車	蒸気機関車	現在の電車のことをさす．
月賦	ローン，リース	
コール天	コーデュロイ	
国鉄	JR	
極楽	ユートピア	
匙	スプーン	
皿洗い	アルバイト	
シャボン	石鹸	
素寒貧	一文なし	
そっち	相手	
帳面	ノート	
チョッキ	ジレ	"ベスト"ともいう．
ちり紙	ティシュペーパー	"ティッシュペーパー"ともいう．
都合	合計で	
帝大	北海道，東北，東京，名古屋，京都，大阪，九州の旧7帝国大学	
パーマ屋	ヘアサロン	パーマは，"あてる"ではなく"かける"という．
ハイヤー	タクシー	
舶来品	輸入品	
旗日	祝日	
バンド	ベルト	
勉強する	価格を安くする	
発疹	発疹	
身丈	身長	
メリケン粉	小麦粉	
メリヤス	ニット製品	
他所行き	高級服	
ルンペン	ホームレス	

7）正しい用語の理解

　確かな知識と見識のあるインタビュアーとして，正しい用語の意味を理解しておく必要がある．例えば，最近，"関係性"という用語がよく使われるようになっている．しかし，"関係"は辞書に載っているが，"関係性"は辞書に載っていない．"関係"とは，2つ以上の物事が互いにかかわり合うこと，そのかかわり合いを意味する．"性"は接尾辞であり，名詞の後ろに付加されて派生語を作り，物事の性質や傾向を表す．すなわち，2つ以上の物事の関係が明確であれば"関係"という用語を使用すればよいが，関係の傾向を表現したい場合は"関係性"という用語を使用すると考えられる．しかし，本来は"関係"に"性"を付ける必要はなく，"関係"だけで用語として完結している．なお，人間関係には，疎遠関係，内外関係，上下関係，先後関係，利害関係，恩恵関係などがある．例えば，先後関係とは，相対的な時間的新旧関係のことであり，例えば，先輩と後輩の関係のことである．

　また，例えば，"結婚"と"婚姻"とは異なる意味である．"結婚"とは夫婦関係の締結のことである．一方，"婚姻"とは制度としての結婚であり，婚姻届の提出により法律的に正式な夫婦と認められることである．

　さらに，"自立"(independence)と"自律"(autonomy)の違いも理解しておく必要がある．"自立"とは，語源的には"in（否定）＋dependence（依存）"で，独立することであり，家族の自立は"家族の力のみで物事を行うこと"である．一方，"自律"とは，語源的には"auto（自己）＋nomy（法律）"で，自己を律することであり，家族の自律は"家族自身で立てた規律にしたがって行動すること"である．なお，"自律"の対義語は"他律(heteronomy，ヘテロノミー)"であり，自らの意思によらず，他人の意思・命令などによって行動することである．看護職者は，ターゲットファミリーのそばに常にいることができない．したがって，家族支援においては，ターゲットファミリーが家族症候を自らの課題として捉え，自立かつ自律して家族症候を解消しようとする姿勢が不可欠である．

D. 家族インタビュー／ミーティングの予約と準備

1. 家族インタビュー／ミーティングの予約

　家族から"SOS"（助け）が発せられるのを待っているのでは手遅れである．看護職者は，家族の"SOSサイン"に気づき，早期かつ予防的に家族インタビュー／ミーティングを予約し，実施しなければならない．"何となく変である"とは，"気づき""サイン"，あるいは，"ちょっと気になる"，"このままではいけない"とも表現できる[24]．看護職者は，"何となく変である"と気づける力の涵養が必要である．

　家族インタビュー／ミーティングの事前準備にあたって，家族の基本属性などが書かれた家族カルテ（家族連絡票など）と照合して，表15の確認事項をチェックする．なお，家族カルテのように家族／家族員情報を含む書類は，プライバシーを保護するためにカモフラージュ（カムフラージュ）フォルダなどに入れるようにする．

　家族インタビュー／ミーティングの形態には，会場面接法と訪問面接法がある．会場面接法は，面接場所（病院を含む）を設定し，そこにターゲットファミリーに来てもらって家族インタビュー／ミーティングを行う．一方，訪問面接法は，看護職者がターゲットファミリーの自宅や職場などを訪問して家族インタビュー／ミーティングを行う．

　家族インタビュー／ミーティングの予約日の約7日前に，予約日時と面接場所／訪問場所などを確認する手紙を郵送（あるいは，ファックス送信，電子メール送信）し，家族インタビュー／ミーティングのリコンファーム（reconfirmation，再確認）を行うとよい．予約日まで7日を切っている場合は，少なくとも約3日前までに，電話や電子メールでリコンファームを行う．このような重要事項は，文字として形に残るようにしておく．

表15　家族インタビュー／ミーティングの予約時の確認事項

確認事項	備考
□ 参加予定の家族員	家族インタビュー／ミーティングに参加予定の家族員，氏名（ふりがな），続柄，年齢，住所，連絡先（固定電話，携帯電話，電子メールなど）などを確認しておく．とくに，家族インタビュー／ミーティング当日の緊急連絡先を明確にしておく． 　逆に，参加するインタビュアーの情報（人数，身分，性別，代表者の緊急連絡先など）を事前にターゲットファミリーに伝えておく．
□ 予約日時と場所	家族インタビュー／ミーティングの日時を確認し，行程表（スケジュール表）を作成する．会場面接法の場合，面接場所（自治会館，公民館，貸し会議室など）をロケハン（location hunting，場所を下見すること）し，確保しておく．そして，施設名，住所，電話番号，室料，駐車場の有無，WebサイトのURLなどを確認しておく． 　面接場所／訪問場所は，Googleマップ（グーグル株式会社）などで確認し，地図（広域地図と拡大地図）を印刷しておく．

☐ 交通手段	訪問面接法の場合，正確な時刻に到着するために公共交通機関を利用するのがよい．タクシー，電車，バス，水上タクシーなどで行く場合，所要時間や時刻表を確認しておく．**車を利用するときは，家族インタビュー／ミーティングの予約時にターゲットファミリーに駐車場の有無を確認しておき，確保しておく**．車には，カーナビゲーションを搭載しておく． 会場面接法の場合は，面接場所までの交通案内（広域地図と拡大地図など）をターゲットファミリーに確実に行う．
☐ 部屋の確認と審美的な配慮	部屋（机，椅子）の予約，確認，確保をする．部屋は，家族／家族員情報が漏れないように，また，家族員がリラックスして本音を語ってもらえるように個室を選択する．部屋は，事前に掃除を行い，エアコンの管理（温度管理）をする． 審美的な配慮として，カレンダー，花，絵画，本などを適切な位置に置く．硬い椅子に長時間座っていると疲れるので，**落ち着きのある応接セット（ソファ，センターテーブル）を準備し，柔らかいソファーを使うのがよい**．看護職者はソファーに浅く腰掛け，背筋を伸ばす．なお，**2人掛けのソファーと1人掛けのソファーがある場合には，2人掛けのソファーが上座になる**．
☐ 特別配慮の確認	**高齢者を対象とする場合は，A4サイズバージョンの書類（家族アセスメントツールなど）をA3サイズに拡大しておく（さらに，書類の読み上げが必要になることがある）**． **膝を曲げて床に座ることができない家族員がいる場合は，椅子を準備するなどの配慮を行う**（事前に必ず確認しておく）．長時間の家族インタビュー／ミーティングになる場合は，腰や肩の疲れを和らげる円座クッションの使用も考慮する． その他，障がい者対応エレベーターの有無，車いす対応トイレの有無，オストメイト対応トイレの有無，授乳室の有無，点字ブロックの有無などを確認しておく．

2. 家族インタビュー／ミーティングの必要物品のチェックリスト

家族インタビュー／ミーティングには，準備万端の状態で臨めるようにしなければならない．ここでは，研究目的の家族インタビュー／ミーティングで使用する一般的な物品チェックリストを示してある（表16，表17，表18）．これを参考にして，目的に応じた物品を準備するとよい．

物品チェックの際，複数人のインタビューアーでの確認と文章化（持ち物分担表の作成など）により，不足などのトラブルを回避する．各物品名の冒頭にある☐はチェック欄であり，確認もしくは準備が済んだら☐内をチェック（✓）していく．なお，不要な物品は，☐内を黒く塗りつぶし，■にして区別しておくとよい．

看護職者が所有する書類はすべて2孔パンチで穴を開け，A4サイズ2穴リングバインダーに綴じ込んでおき，書類が抜け落ちないようにする．書類をまとめるときはステープラー（ホチキス）で留めるが，できる限り左上端で針を縦にして留める．携帯型の薄型2穴パンチとしては，ブルネン（BRUNNEN）（Baier & Schneider GmbH & Co.）の"ポケットホールパンチ"（型番：BRN1020650，カラーはレッド）がある．このパンチは，書類と一緒に綴じることができ，携行できるので便利である（サイズは130㎜×67㎜×7㎜）．

D. 家族インタビュー／ミーティングの予約と準備

1）個人管理の携行物品

各インタビュアーが個人管理とする携帯物品チェックリストは，表16に示した．大丈夫だろうと油断すると忘れ物をすることがあるので，必ずチェックリストで確認するようにする．とくにフィールドノート（FEO/I-FN）とフィールドメモ（FEO/I-FM）は，常に携行することを忘れないようにする．

表16　個人管理の携行物品チェックリスト

物　品	個　数	留意点
□ 名刺	家族員1名につき1枚	学生の場合は，学生証を提示できるようにする（あるいは，学生証のコピーなどを渡せるようにしておく）．
□ カードポケット（Fieldnotesリングバインダー用）	2枚程度	Fieldnotesリングバインダーに綴じておき，自分の名刺，いただいた家族員の名刺などを入れる．例えば，株式会社アーティミスの"カードポケット"（型番：A5CP-36）がある．これは，2穴のA5サイズで，片面4ポケット（裏面はポケットなし）になっている．
□ 名札，写真付きIDカードホルダ	各1個	インタビュアーの身分を示す証票として，ストラップ付のIDカードホルダに写真付き名札を入れて，首から吊り下げるようにする．IDカードホルダとしては，例えば，株式会社ソニックの"吊下げ名札（ハガキ用）"（型番：GP-395N）がある．
□ 所属施設のスタッフウェア	1着	身分証明のひとつとして，所属施設（病院，大学など）のスタッフウェアをユニフォームとする．必要時には，スクラブ（scrub，白衣）を準備する．
□ 家族アセスメントツール（FEM，FEAI，SFEなど），対応するアセスメントガイド（本書『FEO/I-J（家族環境観察／インタビュー）のアセスメントガイド』を含む）	1セット	**インタビュアー用として，必要な家族アセスメントツール（FEM，FEAI，SFEなど），対応するアセスメントガイドを準備する．** 例えば，FEMを作成するために，『FEM-J（家族環境地図）のアセスメントガイド』[21]を準備する．よく使用するページ（例えば，年齢早見表）に付箋紙を貼り付けておくとよい．また，例えば，インタビューガイドの一部として，『FEAI-J（家族環境アセスメント指標）』を準備する．
□ インタビューガイド	1セット	特定の目的のために実施する家族インタビュー／ミーティングの場合，その半構造化面接に応じたインタビューガイドを準備する．
□ Fieldnotesリングバインダー（FEO/I-FNレフィル［120枚以内］，FEO/I-RJレフィル［30枚以内］，FEO/I-FMレフィル［50シート以内］）	1セット	A5サイズ2穴リングバインダーに，FEO/I-FNレフィル，FEO/I-RJレフィル，FEO/I-FMレフィルを入れておく．ただし，FEO/I-RJレフィルは，ブリーフィング／デブリーフィングにおいて使用する． FEO/I-FMレフィルは，Fieldnotesリングバインダーの代わりに，FEO/I-FMのみをセットして，スマートに携帯したり，保管できるようにするコンパクトなホルダを利用してもよい．例えば，マルマン株式会社の"セプトクルール・パッドホルダーA5ピンク"（品番：PH300-08）がある．
□ A4サイズ2穴リングバインダー	適当数	通称"赤ファイル"（生データを綴じたファイル）と"黒ファイル"（各種情報を綴じたファイル）を準備する（前述）．

項目	数量	説明
□ A4書類ケース	適当数	A4書類ケースとしては，例えば，コクヨ株式会社の"クリヤーホルダーエンベロープタイプA4横（透明）"（型番：フ-SE770T）がある．これは，エンベロープとして書類を収容でき，ストッパーにもなるフラップ付きである． なお，A4サイズの書類を2つ折りにして半分サイズ（A5サイズ）で持ち歩ける株式会社パイロットコーポレーション（株式会社リヒトラブとのコラボレーション企画）の"持ち歩きフォルダーS A5"（型番：PL-F03-40-R）がある．これは，書類に折り目を付けることなく，コンパクトに持ち歩けるので便利である．
□ カモフラージュ（カムフラージュ）フォルダ（A5サイズ，A4サイズ）	各サイズ6枚程度	機密情報や個人情報の文字を第三者に読みにくくして，プライバシーを保護する．例えば，プラス株式会社の"カモフラージュホルダー"には，A5サイズ（型番：FL-128CHピンク）とA4サイズ（型番：FL-127CHピンク）がある． さらに，プラス株式会社の"クリップ付ボードホルダー・カモフラージュ"（品番：FL-130CH 89-482ピンク）もある．これは，下敷きにもなる厚手のボード（0.5㎜厚）にカモフラージュシートが付いたクリップボードであり，上部の簡易クリップには約20枚の書類を挟み込むことができる．
□ 秒表示時計，温湿度計	1台	家族員には時間を気にせず話してほしいが，インタビュアーは時間を気にしながらインタビューの時間配分を決める必要があるため，置き時計を家族員に見えないように置く．そして，**家族員にわかるように時計を確認しないようにする．家族員に時間を意識させると，気になって重要な話が聴けなくなる恐れがある．**研究目的で，家族アセスメントツールの回答所要時間を計測する場合は，秒表示ができる時計を選ぶ．なお，原則，スマートフォン（iPhone［アップルジャパン株式会社］など）を時計代わりに使用しない． 例えば，株式会社タニタの"デジタル温湿度計"（型番：TT-550-PK，カラーはピンク）がある．これは，温度，湿度，時計（秒表示可能），日付と曜日を表示でき，小型（サイズは70㎜×70㎜×19.2㎜，重さは約53g）である．電池の残量を確認し，電池（予備を含む）を準備しておく（このデジタル温湿度計の電池は，"アルカリボタン電池LR44"である）．
□ ノック式4色ボールペン（黒色，赤色，青色，緑色），替芯	2本（予備1本を含む）	例えば，ゼブラ株式会社の多色エマルジョンボールペン"スラリ4C 0.7"（品番：B4A11-BK，軸色は黒）がある．さらに，これにシャープペンシルの機能を搭載した"スラリマルチ0.7"（品番：B4SA11-P，軸色はピンク）がある．その替芯は，予備として各色1本ずつ準備する． 消えるノック式ボールペンであるフリクションボール（株式会社パイロットコーポレーション）は，書き損じがあるときに消せるので便利であるが，原則，改竄防止のために使用しない．
□ 文房具（ペンケース入り）	適当数	文房具として，下記を適宜準備し，ペンケースに入れておく． 1）ノック式蛍光ペン 　例えば，ぺんてる株式会社の"ノック式ハンディラインS"（型番：SXNS15-Gイエロー，SXNS15-Pピンクなど）がある． 2）ステープラー（ホチキス），ステープラーの針 3）2孔パンチ，リング穴用補強シール 4）はさみ（キャップつき），テープのり 　テープのりは，液状のりのように乾くのを待つ必要がなく，紙がしわにならず，しっかり留めることができるという特徴がある．例えば，コクヨ株式会社の"ドットライナーノック"（品番：DM480-07P，本体カラーはピンク）がある． 5）セロハンテープ 6）ダブルクリップ（中25㎜．小19㎜など），ゼムクリップ（ジャンボなど） 7）付箋紙 8）定規（長さ15㎝など）

D. 家族インタビュー／ミーティングの予約と準備

□ ペンケース	適当数	例えば，マルマン株式会社の"バインダー用ペンケースリーフ（18穴）"（型番：L484）がある．これは，ファスナー付のコンパクトなサイズ（176㎜×107㎜）であり，ボールペン，定規などの文房具や小物を収納し，2穴バインダーに綴じることができる．
□ iPad（MacBook Airなど），Microsoft Excel，Microsoft ExcelのテンプレートファイルのSFEのニーズ得点などの算出用）	1台	**ターゲットファミリーにSFEを適用し，その場でニーズ得点などを算出する必要がある場合，Microsoft Excel（日本マイクロソフト株式会社）のテンプレートファイルを準備する．** 2名の家族員（ペア家族員）用のテンプレートファイルは，Webサイト（http://www.familynursing.jp/archives/ SFE_Cal.xlsx）から自由に入手して，使用できる．なお，iPad用のMicrosoft Excelアプリ（日本マイクロソフト株式会社）は，無料で入手できるので便利である．
□ ポケットティシュ，ペーパータオル，ウェットティシュ（ウェットワイプ）	適当数	咳やくしゃみをするときは，ティシュで口を覆うようにする（咳エチケット）．ウェットティシュ（ウェットワイプ）は，机の上を掃除するためなどに使用することがある．
□ あぶらとり紙	10シート程度	顔に皮脂が出てテカリが気になる場合，あぶらとり紙で汗や脂を吸い取る．
□ 携帯スリッパ，靴下（履き替え用），携帯シューホーン，靴専用消臭・除菌スプレー	各1足あるいは1個	土足禁止の部屋の場合は，スリッパを準備する．自宅訪問の場合は，必要時，家族インタビュー／ミーティングの直前に新しい靴下に履き替えるとよい． 靴の脱ぎ履きが必要になる場合，携帯シューホーンを用意する． また，携帯用の靴用消臭スプレー（内容量は10㎖）としては，ラヴィリン（エリット株式会社）の"シューデオ（Shoe Deo）"がある（型番：E345982H）．
□ 上着	1着	カーディガンやジャケットなど着脱しやすい上着を用意しておき，自分で体温調節をする．
□ 粘着ローラー（コロコロクリーナー）	1個	洋服に付いたペットの毛やフケなどを取るために，粘着ローラーが必要になることがある．
□ デジタルカメラ，予備バッテリー	1台	広い範囲を撮影できるように，35㎜判換算24㎜相当程度の撮影画角があるデジタルカメラがよい．例えば，株式会社ニコンのコンパクトデジタルカメラ"COOLPIX P340"がある．これは，広角24㎜相当から望遠120㎜相当（35㎜判換算の焦点距離）の撮影画角をカバーする光学5倍ズームレンズを搭載している．このバッテリーは，株式会社ニコンのLi-ionリチャージャブルバッテリー"EN-EL12"であり，予備バッテリーは充電しておく．
□ その他	適当数	その他，下記を適宜準備する． 1）軽量折りたたみ傘 　家族インタビュー／ミーティング当日の天気予報を確認しておく． 2）1枚ずつ個包装のサージカルマスク 3）整髪用品，化粧品，ハンドミラー 4）ポケッタブルバッグ 　小さく折りたたんで収納しておけるポケッタブルバッグがあると便利である． 5）ノートパソコン 　例えば，11インチ MacBook Air（アップルジャパン株式会社）などがある． 6）USBフラッシュメモリ（容量は64GBなど）

2）全体管理の必要物品

インタビュアー全員で管理する必要物品チェックリストは，表17に示した．家族インタビュー／ミーティングの必要物品は，事前に1家族毎にまとめて訪問鞄（キャリングケースなど）の中にセットしておく．個数は，家族員数か家族数かを間違えないようにする．

なお，研究目的の家族インタビュー／ミーティングの場合，筆者らが使用している説明文書，同意書，同意撤回書などのサンプルファイルがWebサイト（http://www.familynursing.jp/archives/LOC.zip）から入手できるので，参考にするとよい．

表17 全体管理の必要物品チェックリスト

物　品	個　数	留意点
□ 訪問鞄（キャリングケースなど）	1個	訪問鞄としては，開口部が広く，収納力があるフライトバッグ（パイロットケース）がお薦めである．キャリングケースとしては，例えば，株式会社キングジムの"Toffyキャリングケースマグネットタイプ"（品番：275TFWピンク，カラーはピンク）がある．厚みがあるので，沢山の書類やペットボトルが入る（272㎜×349㎜×75㎜）． あるいは，株式会社サクラクレパスの"ノータムオフィス・トートバッグJ（自立タイプ）"（品番：4901881056642，カラーはレッド）がある．これは，バッグ型で持ちやすく，書類から小物まで投げ込み収納ができる． また，バッグの中身はある程度決まっているので，バッグ・イン・バッグで整理してまとめておくと，バッグを替えたときでも詰め替えが円滑にでき，忘れ物の心配もない．
□ 予約表，行程表	1部	当日のスケジュール，インタビューの段取りなどをまとめておく．とくに，ターゲットファミリーの緊急連絡先は忘れないようにする．
□ 面接場所／訪問場所周辺の地図	各1部	面接場所／訪問場所周辺の地図（広域地図と拡大地図）を準備しておく．GPS（Global Positioning System）機能付きスマートフォン（iPhoneなど）があると便利である．
□ ターゲットファミリーへの依頼文，研究計画書	家族員1名につき各1部	研究目的の家族インタビュー／ミーティングの場合は，家族のリクルート時に配布した調査依頼文を準備する．また，ターゲットファミリーからの開示請求に対応できるように，研究計画書を準備しておく．
□ 所属施設のファクトシート，学術論文	1家族につき1セット	所属施設（病院，大学など）に関する資料（案内，情報など）を準備する．学術論文（過去の研究成果一式）は，研究成果の掲載例として示す目的もある．
□ 説明文書（研究者協力者保管用，研究実施者保管用），同意書（研究者協力者保管用，研究実施者保管用）	1家族につき1セット	説明文書（研究協力者保管用，研究実施者保管用）と同意書（研究協力者保管用，研究実施者保管用）は，家族員1名につきそれぞれ1枚準備する．各書類のフッターに，"ページ番号／総ページ数"の形式で，連番でページ番号を付けておく．可能な場合は，事前に説明文書をターゲットファミリーに渡しておいて，読んでもらっておく． **研究協力者保管用の説明文書と同意書は，それぞれ両面印刷にする．説明文書の1ページ目と同意書に割印をした後，ステープラー（ホチキス）で留める．** 同様に，研究実施者保管用の説明文書と同意書も，それぞれ両面印刷にする．説明文書の1ページ目と同意書に割印をした後，ステープラーで留める．

D．家族インタビュー／ミーティングの予約と準備

項目	数量	説明
□ 同意撤回書（研究者協力者保管用，研究実施者保管用）	家族員1名につき1枚	家族／家族員から同意撤回の申し出があった場合に備えて，家族員1名につき1枚準備しておく．各書類のフッターに，"ページ番号／総ページ数"の形式で，連番でページ番号を付ける．同意撤回時には，配布済みの説明文書と同意撤回書との間に割印をする．
□ 説明文書（こども用，研究実施者保管用），同意書（こども用，研究実施者保管用），説明文書（代諾者保管用，研究者協力者保管用），代諾書（代諾者保管用，研究者協力者保管用）	適当数	**7歳から14歳までのこどもが参加する場合は，そのこどものための説明文書と同意書（こども用），その親権者である保護者などが記入する説明文書と代諾書が必要になる．**各書類のフッターに，"ページ番号／総ページ数"の形式で，連番でページ番号を付ける．
□ 家族アセスメントツール（FEM，SFEなど）	適当数	FEMは，1家族につき1枚準備する．SFEは，家族員1名につき1枚準備する． これらの家族アセスメントツールは，**必要に応じて，A3サイズバージョンも準備する．**
□ 長形3号に入った薄謝（現金，図書カードなど）／粗品，領収書／受領書	1家族につき1セット	研究目的の家族インタビュー／ミーティングの場合は，新札の謝礼金（あるいは，図書カードなど）を封筒に入れておく．必要に応じて，お車代（交通費）を準備する．後日払いになる場合は，送金のための振込用紙などが必要になる． あるいは，お礼の品を準備する．例えば，大学オリジナルグッズ（湯飲みなど），お茶菓子（ゼリーなど），衛生用品（アルコール手指消毒剤など），文房具（ボールペンなど），玩具などを準備する． さらに，謝礼金の領収書，図書カードや粗品の受領書を作成しておく．
□ ノック式4色ボールペン（黒色，赤色，青色，緑色），替芯	家族員1名につき1本	家族員が家族アセスメントツールなどに記入するために，4色ボールペンが必要になる．例えば，ゼブラ株式会社の"多色エマルジョンボールペンスラリ4C 0.7"（品番：B4A11-BK）を使用する．その替芯は，予備として各色1本ずつ準備する． **消えるノック式ボールペンであるフリクションボール（株式会社パイロットコーポレーション）は，書き損じがあるときに消せるので便利であるが，原則，改竄防止のために使用しない．**
□ クリップボード（用箋挟）	家族員1名につき1個	応接セットの場合，ローテーブルになっているので筆記には向かない．机なしでも筆記できるように，A4サイズ（必要時はA3サイズ）のクリップボードを準備する．机が小さい場合や，机の表面がでこぼこしていて文字が書けない場合などにも使用できる．
□ 印鑑（代表印，割印），朱肉，捺印マット，印鑑ふき	各1本あるいは1つ	印鑑は，書類（説明文書，同意書など）の訂正のために使用することがある．また，領収書／受領書の確認欄に捺印するために使用する．捺印マット（とくに捺印・筆記両用）があると便利である．
□ ICレコーダ	1家族につき3台（予備1台を含む）	ICレコーダの誤動作や故障などによって録音の失敗を避けるために，2台のICレコーダで同時に録音する（家族員が多数の場合は，3台以上のICレコーダで録音してもよい）． 薄型で軽量なICレコーダとしては，例えば，ソニー株式会社のステレオICレコーダ"ICD-TX650"（品番：ICD-TX650/B，カラーはブラック）がある． 家族インタビュー／ミーティング中，**ICレコーダは家族員のなるべく近くに置く．**充電式のICレコーダの場合は，事前に充電しておく．電池式の場合は，電池の残量を確認し，電池（予備を含む）を準備しておく． マイクを使用する場合，ターゲットファミリーの方向だけの音を拾い，周囲の環境音を拾わないように，前面90°の音を拾う単一指向性マイクがよい．家族員が多数の場合は，全方向の音を拾う無指向性マイクがよい．

☐ 全方位ビデオカメラ	1家族につき2台(予備1台を含む)		全方位ビデオカメラとしては,例えば,株式会社キングジムの"ミーティングレコーダーMR360"(品番:MR360シロ)がある.**家族インタビュー／ミーティングの参加者の中心に置くと,4つのカメラで周囲360°を撮影(本体から5m以内)し,4分割マルチ画面にてSDHCカードに記録できる.**家族インタビュー／ミーティング後に,誰がどのような様子で発言していたのかを確認できる.なお,録画モードは,4つのカメラの映像を4分割表示で録画する"4分割モード",1つのカメラの映像のみを録画する"シングルモード",4つのカメラの映像を3秒ごとに順番に録画する"オートモード"の3種類から選択できる. なお,これは,ソニー株式会社のUSB出力機能付き(20,000mAh)の"USBポータブル電源"(型番:CP-B20)とコアウェーブ株式会社の"PSP用USB充電ケーブル"(型番:CW-116PS)を使用すれば,電源がない場所でも使用できるようになる.
☐ 拡大鏡(ルーペ),老眼鏡	適当数		必要時(高齢者を対象とした場合など),手持ち式拡大鏡(ルーペ)あるいは老眼鏡を準備しておく.
☐ 名刺ポケット付きクリアフォルダ(A4サイズ)	家族員1名につき1枚		A4サイズの書類を家族／家族員に渡すときに使用する.例えば,コクヨ株式会社の"クリヤーホルダー名刺ポケット付きPP A4透明"(品番:フ-MP750T,カラーは透明)を使用する.
☐ カモフラージュ(カムフラージュ)フォルダ(A5サイズ,A4サイズ)	1家族につき各5枚程度		機密情報や個人情報の文字を第三者に読みにくくして,プライバシーを保護する.例えば,プラス株式会社の"カモフラージュホルダー"には,A5サイズ(型番:FL-128CHピンク)とA4サイズ(型番:FL-127CHピンク)がある.
☐ 封筒(長形3号,角形2号)	各5枚程度		所属機関の名称が印刷された公式な封筒を準備する.
☐ 温かい／冷たい飲水	家族員1名につき1本,インタビュアー1名につき1本		ペットボトル(お茶など)を準備する.とくに夏期は,事前に冷やしておき,保冷・保温アルミバッグに入れる. 会話を続けたり,緊張すると喉が渇くので,ペットボトル飲料は,コップ(透明プラカップなど)に注いで,飲水を促す.
☐ 透明プラカップ	家族員1名につき1個,インタビュアー1名につき1個		ペットボトル飲料を飲むために,透明プラカップ(250mℓサイズ程度)を用意する.
☐ ディスポーザブルのおしぼり	家族員1名につき1枚,インタビュアー1名につき1枚		ペットボトル飲料を飲む前に,ディスポーザブルのおしぼりで手を拭く.
☐ 保冷・保温アルミバッグ	1個		ペットボトル(お茶など)を保冷・保温する.約10ℓのサイズの保温・保冷バッグの中には,500mℓペットボトルが約12本入る.
☐ ゴミ袋(20ℓ程度)	適当数		家族インタビュー／ミーティングで発生したゴミは,ゴミ袋に入れて処分する.

☐ その他	適当数	その他，下記を適宜準備する． 1）お子様グッズ（知育玩具など） 　こどもが同席する場合などは，お絵かき，ブロック，図鑑などを準備するとよい． 2）切手貼付済み返信用封筒，レターパックプラス／レターパックライト，宅配便の送り状（着払い専用の送り状） 　家族インタビュー／ミーティング後に，必要書類を受け渡しする際に用いる．レターパックプラスは日本全国一律510円，レターパックライトは日本全国一律360円である（2015年3月現在）． 3）切手 　定形郵便物（25g以内82円，50g以内92円），定形外郵便物（50g以内120円，100g以内140円）などの料金を確認しておく（2015年3月現在）．手紙の基本料金表があると便利である． 4）モバイルプリンタ 　例えば，セイコーエプソン株式会社の"PX-S05 W"（型番：PX-S05W，カラーはホワイト）がある．これは，コンパクトサイズ（309㎜×154㎜×61㎜）で，約1.6kgと軽く，本体にバッテリーを内蔵してあるので電源がない場所での使用が可能である（USB充電も可能）．インクカートリッジは，ブラック（型番：ICBK82），カラー（型番：ICCL82）である．なお，ソニー株式会社のUSB出力機能付き（20,000mAh）の"USBポータブル電源"（型番：CP-B20）を使用して充電できる．

3）その他の物品

その他の物品チェックリストは，表18に示した．ターゲットファミリーの状況や家族インタビュー／ミーティングの目的などにあわせて，必要となる物品を準備する．

表18　その他の物品チェックリスト

物　品	個　数	留意点
☐ デジタルビデオカメラ，バッテリー，記録メディア（SDHCカード［規格限界容量32GBのSDカード］，SDXCカード［規格限界容量2TBのSDカード］など）	1台	全方位ビデオカメラを使用しない場合，家族インタビュー／ミーティングの部屋に適したデジタルビデオカメラを準備する．参加した家族員全員の表情が撮影できるように工夫して設置する．事前に，バッテリーの残量を確認しておく． 　例えば，キヤノン株式会社のワイドアングルレンズを搭載したHDビデオカメラ"iVIS mini X"（型番：IVISMINIX）がある（記録メディアはSDXCカード）．これは，超広角レンズ（動画対角約160°）になっているので，至近距離でも幅広い視野を撮影できる．また，自立式スタンドを内蔵しており，自由な角度（水平から最大約60°）で置き撮りができる．最大約190分の連続撮影に対応している．サイズは82㎜×30㎜×109㎜で，重さは約240gである． 　また，例えば，株式会社JVCケンウッドのEverio（エブリオ）（型番：GZ-RX130）がある（記録メディアはSDXCカード）．これは，防水に加え，防塵，耐衝撃，耐低温度に対応しているので，さまざまな場所で使用できる．
☐ 三脚	1台	デジタルビデオカメラで固定撮影する必要がある場合，デジタルビデオカメラ1台につき三脚1台を準備する．

□ 電源延長コード（USB差込口付き）	1本	電源延長コードの長さは，2m以上あるとよい．例えば，株式会社ヤザワコーポレーションの"差し込みフリータップUSB差込口付き"（型番：H75025BKUSB）がある．これは，コードの長さは2.5m，差込口数は7.5個，USB給電専用ポート（電圧5V，電流1,000mA）は1ポートある．コンセント差込口は，ひとつずつずらして差せるという特徴があり，どこの差込口を使用してもよいので使いやすい．
□ 救急箱・救急セット	1セット	救急箱・救急セット（ステート，血圧計［アネロイド血圧計］，体温計，絆創膏など）を準備しておく．例えば，アネロイド血圧計は，株式会社フォーカルコーポレーションの"アネロイド血圧計"（型番：FC-100Vナイロンカフレッド）がある．
□ 緊急連絡先リスト	1部	家族員の急病，容体急変などのために，面接場所／訪問場所の近隣にある基幹病院，利用病院の連絡先を確認しておく．
□ 大型液晶ディスプレイ／プロジェクタ（モバイルプロジェクタ）とスクリーン	1台	ブリーフィング／デブリーフィングにおいて，インタビュアー全員で資料を閲覧する場合，大型液晶ディスプレイもしくはプロジェクタが必要となる．MacBook Air（アップルジャパン株式会社）を使用する場合，これらとの接続のために"Mini DisplayPort-VGAアダプタ"（アップルジャパン株式会社）が必要になる． 大型液晶ディスプレイとしては，例えば，LGエレクトロニクス・ジャパン株式会社の"47型ワイド液晶ディスプレイ"（型番：47WL10MS-B）がある（入力端子は，HDMI，DVI-Dなど）． モバイルプロジェクタとしては，例えば，アドトロンテクノロジー株式会社の"QUMI Q5"（型式：Q5-WT，本体カラーはホワイト）がある．これは，軽量（490g），高輝度（500ルーメン）で，手のひらサイズ（160㎜×32.3㎜×102.4㎜）の持ち歩けるプロジェクタである．また，Wi-Fiにより，パソコンとワイヤレス接続が可能である．
□ A3ノビ対応プリンタ	1台	A3サイズの書類を作成するために，A3ノビ対応プリンタが必要になる．例えば，セイコーエプソン株式会社のインクジェットプリンタ"EP-4004"がある．そのインクカートリッジは，"IC6CL50"（6色パック）である．なお，A3ノビは329㎜×483㎜のサイズで，A3（297㎜×420㎜）より少し大きい．プリンタには印刷マージン（非印字領域）があるので，A3ノビ対応プリンタを使用すれば，A3サイズ全面に印刷できるという特徴がある．
□ A4用紙（白色），A3用紙（白色）	適当数	各種書類を印刷するための用紙を準備する．
□ モバイルスキャナ	1台	例えば，富士通株式会社の"ScanSnap S1100"（型名：FI-S1100）がある．これは，小型軽量（サイズは273㎜×47.5㎜×34㎜，重さは350g）であり，USBケーブルでのバスパワー駆動になっている．
□ USBポータブル電源	1台	例えば，ソニー株式会社のUSB出力機能付き（20,000mAh）の"USBポータブル電源"（型番：CP-B20）がある．これは，給電用USB出力ポートが4ポートあり，電源がない場所でも，バスパワーUSB機器を稼働させたり，iPad（アップルジャパン株式会社）などを充電できる．
□ デスクトップシュレッダー	1台	例えば，サンワサプライ株式会社のA4サイズに対応した"電動シュレッダー"（品番：400-PSD012）がある．

3. 標準的な身だしなみとマナー

　初対面において，ひとの第一印象は，10秒程度で決まるといわれている．さらに，第一印象とは見た目であり，ひとは見た目が9割ともいわれている．第一印象を決める大半が視覚から得られる情報であり，身だしなみ，表情，雰囲気で，印象がほぼ決まってしまう可能性がある．身だしなみは，清潔感と健康的な雰囲気で，看護職者として信頼を得るためのものである．"身だしなみ"は他人目線，"オシャレ"は自分目線であり，両者は異なる．

　また，何気ない行動で，礼儀のないひとと判断されてしまうことがある．例えば，落とした物を拾うときは，必ず膝を曲げて腰を下ろし，体の横側で拾う（立ったまま拾わない）．自宅訪問の場合，脱いだ靴のつま先をドアの方へ向けて揃えてから玄関に上がる．姿勢を正して，ゆったりと動く．身のまわりのものを丁寧に扱う．このような所作（振る舞い）でも，家族／家族員に与える印象が違ってくる．

　ターゲットファミリーに違和感を感じさせない服装とし，TPO（time［時間］，place［場所］，occasion［場合］の頭文字をとった略語）や自分の立場にあった清潔な身だしなみを心がける．家族インタビュー／ミーティングのユニフォームとして，スタッフウェアを着用するとよい．スタッフウェアを着用しない場合のドレスコード（dress code，服装規定）は，上着（スーツ），襟付きのシャツ／ブラウス，スラックス（ズボン／パンツ）がよい．家族／家族員がリラックスできるように，スクラブ（scrub，白衣）の着用は避けたほうがよい．女性の場合，ミニスカートやショートパンツなど，肌の露出度が高い洋服は避ける．また，華美なアクセサリーやメイクは控える．靴は，綺麗に磨いておく．とくに自宅訪問の場合は，靴下／ストッキングを着用する．

　また，家族インタビュー／ミーティングに参画できなくなるような最悪の事態にならないためにも，自らの健康管理に気を付けるのはいうまでもない．"体調管理も仕事のうち"であり，心身ともに健康な状態を維持する必要がある．"自分の体調管理すらできないひと"は，"大切な仕事を任せられない信頼できないひと"という受け止め方をされてしまうこともあり，家族インタビュー／ミーティングの実施にも支障がある．

　また，家族インタビュー／ミーティング中，眠くならない（あくびをしない）ように，睡眠不足を解消しておく．眠くなったときに眠気を解消する方法としては，家族インタビュー／ミーティングの約30分前にコーヒーや緑茶を飲む（カフェインをとる）（ただし，利尿作用がある）などの工夫をするとよい．

　以上のように，家族インタビュー／ミーティングにおいては，家族／家族員が不快な気持ちをもたないように振る舞うことが基本となる．表19に，身だしなみの確認事項をまとめておく．

表19 身だしなみの確認事項

確認事項	留意点
□ 香りの強い香水, 匂いがするもの(ハンドクリーム, ボディークリームなど)は控える.	インタビュアーが気に入って付けている香水であっても, 家族員には不快感を与えることがある.
□ 煙草臭を消臭する.	**看護職者は, 自らの禁煙はもちろん, 率先して禁煙推進の見本となるような行動をとる.** 禁煙者は, 受動喫煙を避ける.
□ 口臭, 体臭, 足臭を消臭する.	家族インタビュー／ミーティングの前夜の飲酒は, ほどほどにする. 歯と舌は毎日ブラッシングし, 虫歯予防と口臭防止をする. 家族インタビュー／ミーティングの直前に, 口臭の原因となる食べ物(蒜〈ニンニク〉, 韮〈ニラ〉, 葱〈ネギ〉, 納豆など), 料理(餃子, 焼肉など)は控えるほうがよい.
□ [女性]ナチュラルメイクにする.	派手なメイクをしない(薄化粧で, 眉毛は書く). 眉毛は, 整える程度にする. つけまつげ(アイラッシュ)は避ける.
□ 自然な髪色にする. ヘアスタイルを整え, 頭髪は清潔に保つ.	極端な茶髪・金髪は避ける(とくに, 高齢者は, 明るすぎる髪色, だらしなく見える髪型を好まないことがある). 頭髪のカラーリングは, 5トーン(日本人の標準的な地毛の色)までにする. 長い髪は, 結んだり, まとめる.
□ [男性]髭は伸ばさない(無精髭は生やさない, 剃り残しをしない). 鼻毛の処理をする.	髭は, 不潔感があったり, マナーなどの観点から不快に感じるひとが多い.
□ 手の爪は短く, 丸く切る(ラウンドカット). マニキュア, ネイルチップはしない.	手の爪は, 汚れを付着させないようにするため, きちんと切りそろえて, 先端を磨いて引っかかりのないようにする.
□ [男性]襟付きのワイシャツは, 白色が基本である.	ワイシャツにはアイロンをかけ, 襟や袖口の汚れに注意する. スーツの色は, 紺かダークグレーのシングルが基本である. なお, ジャケットは, 2つボタン, 3つボタンでも一番下のボタンは外しておく(アンダーボタンマナー). スラックス(ズボン)の折り目は, 消えないように保つ. ネクタイは, 派手過ぎないものを選び, 結び目を整える. 靴は, 黒の短靴が基本で, よく磨いておく. 靴下は, スーツにあわせた色を選ぶ.
□ [女性]襟付きのブラウスは, 白色が基本である.	ブラウスにはアイロンをかけ, 襟や袖口の汚れに注意する. スーツの色は, 紺かダークグレーが基本である. スカート丈は, 膝丈が基本である(パンツスーツでもよい). スラックス(パンツ)の折り目は, 消えないように保つ. 靴は, 黒のプレーンなパンプスが基本で, よく磨いておく. ストッキングは, 肌色に近いものにする(伝線したときのために替えのストッキングを用意しておくとよい).
□ 華美なアクセサリーは控える. メガネ, 腕時計なども派手過ぎないものを選ぶ.	例えば, 派手な指輪は控える.

E. 家族インタビュー／ミーティングの実際

1. 家族インタビュー／ミーティング前のブリーフィング

　ブリーフィング(briefing)とは、"これから実践する家族インタビュー／ミーティングのために行う事前打ち合わせ"のことである．"brief"(ブリーフ)は、短いという意味の形容詞だけではなく、手短に概要を説明するという意味の動詞でもある．家族インタビュー／ミーティングの直前に、インタビュアー全員で約1時間のブリーフィングを行う．

　ブリーフィングでは、ターゲットファミリーの情報を確認し、家族インタビュー／ミーティングの段取りを決め、インタビューガイドを最終確認し、必要物品を準備する．家族インタビュー／ミーティングの開始から終了までの一連の流れを考えておき、シナリオとして整理する．複数回の家族インタビュー／ミーティングの場合は、過去の家族インタビュー／ミーティングの内容(インタビューガイド、逐語録など)を確認しておく．ブリーフィングは、協議事項(agenda)、決定事項(agrees on)、宿題事項(action items)の視点(3つのA)で進めるとスムーズかつ効果的になる．すなわち、"何を話し合い、何が決まり、誰がいつまでに何を実行するのか"ということをインタビュアー全員で共有する．

　2名で実施する家族インタビュー／ミーティングの場合、メインインタビュアー1名(主として司会者、実施者の役割)とサブインタビュアー1名(主として観察者、記録者、タイムキーパーの役割)とする．3名での家族インタビュー／ミーティングの場合、メインインタビュアー1名(主として司会者、実施者の役割)、サブインタビュアー2名(主として観察者、記録者、タイムキーパーの役割)とし、相互に補足し合うようにする．

　家族インタビュー／ミーティングの予約時刻を再確認する．30分前までにすべての準備が整うようにし、落ち着いた気持ちで家族インタビュー／ミーティングに臨むようにする．家族インタビュー／ミーティングの直前に、トイレを済ませておく．トイレが近くならないように、多量の飲水は控える．また、腹鳴を防ぐために、空腹を避ける．

2. 家族インタビュー／ミーティングの実施場所の環境整備

1) 面接場所／訪問場所のセッティング

　ターゲットファミリーとのインテーク(intake interview、ターゲットファミリーとの初回面接)で、訪問面接法の場合、予約時刻の前に余裕をもって訪問場所の周辺に行き、周辺環境(騒音の有無など)を確認する．会場面接法の場合は、面接場所の環境整備とセッティングを事前に行う(表20)．

とくに自宅訪問の場合は，地図，住居表示板（町名板と住居番号板），表札でよく確認する．そして，予約時刻ちょうどに自宅を訪問するのがよい．玄関先で家族インタビュー／ミーティングを行わざるを得ない家族ケースもあるが，それでもターゲットファミリーに会えることが重要である．

表20　面接場所／訪問場所の環境整備と確認事項

☐ ロケハン（location hunting, 場所を下見すること）のときは，部屋の中を確認し，あらかじめターゲットファミリーとインタビュアーの座る位置などを決めておく．ターゲットファミリーには，入口に背を向け，なるべく入口から遠い位置に座ってもらい，落ち着いて会話ができるようにする．

☐ 部屋の広さは，6畳くらいの広さをもった洋室を確保するのが望ましい．静かな環境で落ち着いて，家族インタビュー／ミーティングに集中できるようにする．部屋の温度，湿度，照度を管理する．窓がない部屋では，できるだけ閉塞感を和らげるように配慮する．

☐ 壁掛け時計がある場合は，その位置に注意を払う．インタビュアーの真後ろに壁掛け時計があると，家族員は決められた時間のことが気にかかり，落ち着かない．壁掛け時計は，インタビュアーだけが見える家族員の後ろか，左右どちらかの位置にあるのが望ましい．

☐ 訪問面接法の場合は，あらかじめ部屋を下見できないので，入室時に確認し，ひとの動き，窓，時計が見えない位置にターゲットファミリーに座ってもらい，家族インタビュー／ミーティングに集中できるようにする．

☐ 携帯電話を持っている場合は，着信音を消音にする．ブリーフィングで準備した必要書類を机上に置き，必要物品のセッティングをする．その他に，温かい／冷たい飲水，コップ（透明プラカップなど），ディスポーザブルのおしぼりなどを置く．

☐ 家族インタビュー／ミーティングが開始する前に，部屋の入り口に部屋表示（"利用中のため，入室はご遠慮願います"などの掛け看板）を出す．

家族インタビュー／ミーティングの部屋は，明る過ぎると落ち着かず，薄暗くても気持ちが落ち込んでしまうので，一般的には150ルクス（lx）から300ルクス（lx）程度にし（表21），年齢にあった照明を確保する．採光・照明の方法としては，明暗の対照を少なくし（局所照明と全般照明を併用），まぶしさをなくすようにする．なお，必要な明るさは年齢によって違い，年齢を重ねると視力の低下によってより明るい照明が必要となる．例えば，60歳では20歳の約3倍の明るさが必要であるといわれている．

表21　照度の例（労働安全衛生規則より抜粋）

作業の区分	基　準
精密な作業	300ルクス（lx）以上
普通の作業	150ルクス（lx）以上
粗な作業	70ルクス（lx）以上

2）座り方のコツ

座り方（座り位置）は，ターゲットファミリーとメインインタビュアーがテーブルのコーナーを挟んで，L字型になるように座る（直角法）．ターゲットファミリーとメインインタビュアーの距離は約1mとする．近すぎるとプレッシャーをかけることになるし，遠すぎると親密感が薄れたり，会話が聴きにくくなる．必要に応じて視線を合わせる座り方のほうが，ターゲットファミリーに圧迫感がなく，家族員の緊張もほぐれ，家族インタビュー／ミーティングが円滑に進む．

ターゲットファミリーに聴き取りをしながらメインインタビュアーが家族アセスメントツールなどを記入できるようにするために，メインインタビュアーが右利きの場合は家族員の右隣，メインインタビュアーが左利きの場合は家族員の左隣に座るようにする．例えば，右利きのメインインタビュアーが家族員の左隣に座ると，メインインタビュアーのボールペンを持った右腕が邪魔になり，家族員に壁を作ることになり，距離があるように感じやすくなる．

なお，直角法での座り方が難しい状況では，ターゲットファミリーとメインインタビュアーがテーブルを間にして向かい合って座ることになる（対面法）が，座る位置をややずらして斜めに座るほうがよい．その場合は，距離感に注意する（遠くなると会話が聴き取りにくかったり，話がはずまなくなったりするので避ける）．また，家族員とメインインタビュアーが同じ方向を向いて並んで座る（同方向型）ときは，視線が合うことは少ないが，距離が近いので一体感をもって話すことができるが，不自然な座り方である．

3. 家族インタビュー／ミーティングの進行マニュアル

1）家族インタビュー／ミーティングの進行例

家族インタビュー／ミーティングの進行例を表22から表27に示す．表22の導入は"I"（introduction）で始まる通し番号，表23の内容説明，同意書への署名は"E"（explanation）で始まる通し番号，表24の家族アセスメントツールの適用は"A"（assessment）で始まる通し番号，表25の家族ストレングスの共有は"S"（strength）で始まる通し番号，表26の家族課題の提示は"H"（homework）で始まる通し番号，表27の謝辞，クロージングは"C"（closing）で始まる通し番号が付いている．台詞例（質問例）にある□はチェック欄であり，説明を終えたら，□内を✓していく．「　」内には台詞の例（質問例）を示している．

各表の最後尾には，"変化形・派生形・追加形"の記入欄がある．ここは，家族インタビュー／ミーティングを行うターゲットファミリーの特性にあわせて各質問を変化させた質問，新しい別の質問を準備し，あらかじめ記入しておく欄である．とくに新しい別の質問を準備する場合は，その根拠となるエビデンス（原著論文の引用など）を付記することが望ましい．また，家族インタビュー／ミーティング中の着想で質問を追加した場合は，それを"変化形・派生形・追加形"欄に書き留めておくとよい．

家族インタビュー／ミーティングの時間配分は，事前にブリーフィングで考えておく．例えば，

2時間の家族インタビュー／ミーティングの場合,表22の導入は5分,表23の内容説明,同意書への署名は10分,表24の家族アセスメントツールの適用と表25の家族ストレングスの共有は合計90分,表26の家族課題の提示は10分,表27の謝辞,クロージングは5分が目処となる.事前に家族インタビュー／ミーティングのリハーサル（ロールプレイング［role playing, 役割演技］やシミュレーション［simulation, 想定演習］など）をして,家族インタビュー／ミーティングの進行を頭に入れ,進行マニュアル／インタビューガイドの棒読みにならないように練習しておく.この練習場面はデジタルビデオカメラで撮影し,振り返りをするとよい.家族インタビュー／ミーティングの進行例（ロールプレイングなど）は,YouTube（https://www.youtube.com/user/familynursing）で動画を公開している[15)16)].

なお,家族インタビュー／ミーティング中に,ターゲットファミリーから飲食物や品物を差し出されることがある.所属機関の規則や倫理委員会などで辞退することになっている場合,金額の高低にかかわらず,「お気持ちだけいただきます.ありがとうございます」と丁寧にお断りをする.しかし,家族のご厚意やもてなしの心であり,断ると家族の気分を害する可能性があるので,規則などで受け取れないことを説明して家族に納得していただき,家族との信頼関係の維持に努める.

表22 導入

番号	台詞例（質問例）	留意点
I-01	□「この度は,お忙しい中にもかかわらず／お暑い中にもかかわらず,家族インタビューにご参加くださり,誠にありがとうございます.○○様の貴重なお時間を割いてお越しいただきましたことに／○○様の貴重なお時間を割いてお集まりくださったことに,心よりお礼申し上げます.」	初対面でのインタビュアーの挨拶や態度は,家族／家族員の印象に強く残るので留意する.なお,**家族員をよぶときには,名前（もしくはフルネーム）を基本とする**.
I-02	□「私は,○○（所属施設名）で,ご家族への支援について研究し,看護を行っております○○と申します.」「私は,同じ○○（所属施設名）に所属しております○○と申します.」	**家族員の目を見て,はっきりした声でインタビュアー側から挨拶をする.**謝辞と挨拶の後,家族員全員に名刺を渡して自己紹介をする.家族員から名刺を受け取った場合,家族インタビュー／ミーティングが終わるまで机の上に置いておく.
I-03	□「どうぞ,よろしくお願い申し上げます.今回のインタビューは,私ども○○名で実施させていただきます.私どもは,看護師／保健師／助産師の資格を持っております.」	
I-04	□「私が中心となって,○○様にお話を伺わせていただきます.そして,○○（サブインタビュアーの姓）は,主にお話の内容をメモさせていただきます.」	必要に応じて,メインインタビュアー（主面接者）とサブインタビュアー（副面接者）の役割分担を説明する.

E. 家族インタビュー／ミーティングの実際

I-05	□「私どもは，○○（例えば，文部科学省）からの研究費により，ご家族に関する研究を継続的に行っております．今回のインタビューは，その研究の一環として行うものです．」	**家族インタビュー／ミーティングの目的をターゲットファミリーに説明する．** 必要時，所属施設のファクトシート，過去の研究成果の報告書（学術論文など）をターゲットファミリーに渡して，研究の概要を説明する．
I-06	□「ごく普段のご家族の日常生活についてお伺いするもので，決まった答えはありませんし，決して難しいものでもございません．どうぞリラックスして，普段どおりのことをそのまま自由に，率直にお話しいただければ幸いです．もしも，わかりにくい内容がありましたら，その都度，質問してください．」	わかりやすくゆっくり喋り，ターゲットファミリーの同意を得ながら進める．できる限り家族員と目線を合わせて，気持ちよく対応する．
I-07	□「とくに機密情報や個人情報の適正な取り扱いは，私どもの責任と義務であると認識しておりますので，後ほど，ご説明いたしますが，厳密な管理と保護をお約束いたしますので，ご安心ください．」	
I-08	□「今回の家族インタビューは，○○時間ですので，○○時○○分に終わる予定です．お時間は大丈夫でしょうか？／ご予定に変更はないでしょうか？」	こども（とくに6歳以下のことも）が同席する場合，知育玩具などをこどもに渡すとよい．
I-09	□「今日は，朝から寒いですね．今朝は木枯らし一号が吹いたらしいですね．／ここまで，いらっしゃるのは大変でしたよね．」	家族インタビュー／ミーティングのスタートは，その後の流れを変えてしまう可能性があるので，**アイスブレーキングによって場を和ませ，家族員の緊張をほぐす話を最初にするとよい**．無難な話題としては，天気，季節，時事ニュースがあげられる．

変化形・派生形・追加形

FEO/I-J（家族環境観察／インタビュー）のアセスメントガイド

表23　内容説明，同意書への署名

番号	台詞例（質問例）	留意点
E-01	□「まず，今回の家族インタビューの内容をご説明させていただきます．」	家族員1名毎に，ステープラー（ホチキス）で留まっている説明文書と同意書（研究協力者保管用）1枚，ステープラーで留まっている説明文書と両面印刷の同意書（研究実施者保管用）1枚をクリップボードに挟んでターゲットファミリーに渡す．上から，研究協力者保管用，研究実施者保管用の順番に重ねておく．説明文書と同意書（研究実施者保管用）はひっくり返して見せて，両面印刷になっていることを示すとよい． **家族インタビュー／ミーティングの進行マニュアル／インタビューガイドは，家族員から遠い位置に置き，見えないようにする．** **FEO/I-FNとFEO/I-FMを開き，常に時間軸を刻みながら記入する．**家族インタビュー／ミーティング開始時刻，温度，湿度は，FEO/I-FNに記入する．その後，全体の流れ，印象に残ったこと，家族員の表情，身振り，家族員間の相互作用の変化など，言語以外の部分をFEO/I-FNに記入していく．
E-02	□「こちらの説明文書をご覧になりながら，お聞きください．少々形式張っておりますが，家族インタビューを実施するにあたっては，書面での同意が必要となりますのでご了承ください．」	**説明文書を項目毎に読み上げ，家族インタビュー／ミーティングの目的を説明する．**15歳以上の家族員からは，インフォームドコンセント（informed consent）を実施し，同意書をもらう．7歳から14歳のこどもに対しては，説明書を用いてインフォームドアセント（informed assent）を実施し，同時に代諾者（保護者）から代諾書をもらう． **高齢者を対象とする場合は，A4サイズの書類（質問紙など）をA3サイズに拡大（A4からA3は140％拡大）して印刷しておく．**さらに，書類の読み上げが必要になることがある．
E-03	□「ご家族に関してお伺いする内容には，プライベートなことが含まれることがありますが，家族インタビューの目的のために必要な内容です．しかし，**答えたくない質問があった場合は，お答えにならなくても結構です．**」	研究目的の家族インタビュー／ミーティングの場合は，研究協力の任意性を担保する．

E. 家族インタビュー／ミーティングの実際

E-04	□「家族インタビュー中に，必要事項をメモさせていただきます．しかし，お話しいただいた内容をすべてその場で書き留めることができませんので，会話をICレコーダで録音させていただきたく存じます．録音させていただいた音声は，私どもの確認のためにのみに使用させていただきます．よろしいでしょうか？」／「インタビュー中に，必要事項をメモさせていただきます．しかし，お話しいただいた内容をすべてその場で書き留めることができませんので，会話のやり取りの様子を確認することができるように，インタビューの場面をデジタルビデオカメラで録画させていただきたく存じます．録画させていただいた動画は，私どもの確認のためにのみに使用させていただきます．よろしいでしょうか？」	**音声録音／動画撮影の少なくとも一方を行うようにする．** ただし，デジタルビデオカメラで音声が明瞭に録音できない場合は，音声録音も同時に行う．
E-05	□「以上が，今回のインタビューの内容です．ご質問やご不明な点はありませんでしょうか？」	
E-06	□「それでは，次に同意書をご覧ください．○○様の控え用，私どもの保管用の2種類があります．先ほどの説明文書の項目とこの同意書の項目は対応していて，同じものになっておりますのでご確認ください．先ほどの説明をふまえて，研究への参加に同意いただけるようでしたら，2種類の同意書にご署名をお願いいたします．」	家族員に黒色のボールペンを渡す．
E-07	□「ご協力ありがとうございます．それでは，お話を始めさせていただきます．」	署名済みのステープラー（ホチキス）で留まっている説明文書と同意書（研究者保管用）を回収し，記入漏れや誤りなどを確認する．**これらの重要書類は，プライバシーを保護するためにカモフラージュ（カムフラージュ）フォルダなどに入れる．**
E-08	□「先ほどもご説明いたしましたが，今からインタビューの録音／録画をスタートさせていただきます．よろしいでしょうか？」	**ICレコーダ2台の録音を開始し，誤操作を防止するために，電源スイッチをホールドにする（ICレコーダの動作状況が見えるように，保護袋などには入れないほうがよい）．その後，随時，ICレコーダの電池残量を確認する．** 録画する場合は，デジタルビデオカメラ（全方位ビデオカメラ）の撮影を開始する．

変化形・派生形・追加形

表24 家族アセスメントツールの適用

番号	台詞例（質問例）	留意点
A-01	□「今からの手順を説明させていただきます．まず，簡単な質問紙にお答えいただき，次に，家系図のような図を書かせていただきます．その後，ご家族に関して質問をさせていただきますので，リラックスしてお答えください．」	必要に応じて，家族員に飲水を促す．**家族の強み（家族ストレングス）を共有しながら，家族インタビュー／ミーティングを進める．**
A-02	□「まずは，この質問紙への回答をお願いします．最初に，表紙にある"ご記入にあたってのお願い"をよく読んでください．」	**SFEによって，家族が認識する家族機能状態と家族が認識する家族支援ニーズを測定する．そして，家族全体／各家族員の家族機能得点が低い項目，家族全体／各家族員の家族支援ニーズ得点が高い項目などを明らかにし，それらに関連する観察項目に焦点化して家族情報を収集するとよい．**『SFE-J（家族環境評価尺度）のアセスメントガイド』を参照しながら進行する．**SFEの表紙の"ご記入にあたってのお願い"を読んでもらう．読んでいなければ，読むように促す．** なお，事前に質問紙（SFEなど）をターゲットファミリーに渡しておき，回答してもらっておくのもよい．
A-03	□「次に，○○様のご家族の構成をお伺いさせていただきます．ご一緒に，家系図のような図を書かせていただきますのでご協力ください．」	FEM（家族環境地図）は，必須の家族アセスメントツールである．『FEM-J（家族環境地図）のアセスメントガイド』[21]を参照しながら進行する．**あらかじめどの事項／項目を記入するか決めておく．**
A-04	□「これから，ご家族の○○についてお話を伺いますので，リラックスしてお答えください．」	インタビューガイドをもとに，家族インタビュー／ミーティングを進行する．家族アセスメントツールを使用する場合は，それぞれのアセスメントガイドを参照しながら進める．

変化形・派生形・追加形

E. 家族インタビュー／ミーティングの実際

表25　家族ストレングスの共有

番号	台詞例（質問例）	留意点
S-01	□「○○様のお話を伺っておりますと，大変絆の強いご家族であることがわかり，感動いたしました．」	家族力を引き出すために，家族の強み（家族ストレングス）を見付け出し，その都度，それをターゲットファミリーに伝え，家族が自身の強みに気づけるようにする． なお，家族を賞賛（praise）するように説明している家族インターベンションモデルもあるが，日本では賞賛というのはなじまない（真心からの賞賛であっても，聞こえの良いお世辞にならないようにする必要がある）．あくまでも，ターゲットファミリーを意欲づけ，問題解決をするという自発意思を育てるために，家族ストレングスを明確にし，家族員全員で共有することが必要である．また，これは，看護職者がターゲットファミリーとラポールを形成することにつながる．
S-02	□「○○様は，お子様の面倒をよくみられており，毎日大変なこととお察しいたします．そのような中で，子育てに努力されており，すばらしいと感じました．」	"家族員の心に響く言葉""家族員の腑に落ちる言葉""決めゼリフ"などをターゲットファミリーに投げかけることが，家族インターベンションになる．そのためには，具体的な事実を交え，具体的な表現を用いて理由を添えるようにするとよい．

変化形・派生形・追加形

表26　家族課題の提示

番号	台詞例（質問例）	留意点
H-01	□「次回，お会いするときまでに，○○してみてはいかがでしょうか？」	家族インターベンションに関わる部分なので，その詳細は省略する．"家族のできること""家族のできていること"を探し，次回の家族インタビュー／ミーティングのときまでに，何をどうするのかということをターゲットファミリーと相談する．参加した家族員それぞれに役割があったほうがよい．
H-02	□「今，私どもの提案について，どのように思われますか？　どんなふうに受け取られましたか？」	家族課題の提示に対して，ターゲットファミリーがどう考え，どう受け止めたのか，また，ターゲットファミリーにどのような気づきがあったのかを確認しておく．

変化形・派生形・追加形

表27 謝辞,クロージング

番号	台詞例(質問例)	留意点
C-01	□「終わりの時刻となりました.お忙しい中にもかかわらず,私どもの家族インタビューにご参加くださり,誠にありがとうございました.○○様が率直に,また,適切にお答えくださいましたことは,私どもの研究にとって大変意義のあるものとなります.」	
C-02	□「再度になりますが,機密情報や個人情報につきましては,厳密な管理と保護をお約束いたしますので,ご安心いただきたく存じます.」	
C-03	□「些少ではございますが,こちらの封筒の中に○○円入っておりますので,お納めいただけますと幸いです.お手数ですが,封筒の中身をご確認ください.また,領収書にご記入をお願いいたします.」／「こちらは,○○(所属施設名)のオリジナルグッズの○○です.ご使用いただけますと幸いです.」	ターゲットファミリーにインセンティブ(incentive,具体的には,謝金や粗品など)を渡す.粗品の場合は,紙バッグなどに入れて渡すとよい. 　家族員に黒色のボールペン,領収書を渡し,必要事項(日付,住所,氏名など)を記入してもらう.その後,記入済みの領収書を回収する.
C-04	□「最後に,全体をとおして,ご質問やご不明な点はございますか? 発言の一部をカットしたいなどのご希望がありましたら,遠慮なく申し出てください.」	
C-05	□「ここで,家族インタビューの録音／録画をストップさせていただきます.これで家族インタビューを終了いたします.今回はご協力いただき,誠にありがとうございました.」	**終わり間際の雑談的な会話においては,家族員がリラックスし,有益な情報が話される可能性があるので,最後に少し時間を残すようにするとよい.したがって,録音／録画の停止は,完全に家族インタビュー／ミーティングが終わった後に行う.**家族インタビュー／ミーティングの終了時刻は,後でFEO/I-FNに記入する. 　帰り際に,再度,ターゲットファミリーにお礼を伝える.

変化形・派生形・追加形

4. 家族インタビュー／ミーティング後のデブリーフィング

1）デブリーフィングの目的

　家族インタビュー／ミーティングの終了後は，可及的速やかに，フィールドメモであるFEO/I-FM（付録2）とフィールドノーツのPN（個人ノーツ）などを見返し，必要な情報をFEO/I-FNに転記してまとめる．同時に，家族インタビュー／ミーティングを振り返って，家族環境観察から得た家族情報を言語化して，FEO/I-FNに書き留める．また，ICレコーダ／デジタルビデオカメラをチェックし，万が一，録音／録画されていない場合は，思い出してできる限りの必要情報をFEO/I-FNに書き留めるようにする．例えば，家族員間のコミュニケーションは，ICレコーダの録音から言語的コミュニケーション，デジタルビデオカメラの録画から非言語的コミュニケーションを抽出できる．

　家族インタビュー／ミーティングの当日のうちに，インタビュアー全員でデブリーフィングを行う．デブリーフィング（debriefing）は，ブリーフィング（briefing）を批判的に問い質す（接頭辞"de"は否定を意味する）ことである．すなわち，デブリーフィングとは，"実践した家族インタビュー／ミーティングの振り返り"のことであり，家族ケースカンファレンス，リフレクション，フィードバック，クリティーク，クリティカル・シンキング（critical thinking, 批判的思考）などを包含したものといえる．とくに家族症候のレアケース（rare case, 稀な事例），家族症候度が高い家族ケースなどでは，このデブリーフィングは欠かせない．

　これは，家族インタビュー／ミーティングの内容を分析，評価することが目的であるが，看護職者自身の思考を整理し，行動変容を促す目的もある．また，デブリーフィングにおいて，サブインタビュアーは，家族インタビュー／ミーティングの実施方法（進め方，聴き方，態度，言葉遣いなど）について，メインインタビュアーに助言するとよい．

　デブリーフィングでは，ブリーフィングと同様に，協議事項（agenda），決定事項（agrees on），宿題事項（action items）の視点（3つのA）を明確にして進める．デブリーフィングのファシリテーターは，家族インタビュー／ミーティングのメインインタビュアー（主面接者）とする．まず，FEO/I-RJ（付録1）に，収集できた家族情報のとりまとめを行う．とくに，フィールドノーツのFN（事実ノーツ），IN（解釈ノーツ），AN（行動ノーツ）にもとづいて，家族／家族員情報についてインタビュアー間で合意形成を図る．また，ターゲットファミリーに使用した家族アセスメントツールを整理しておく．そして，次回の家族インタビュー／ミーティングに関する決定事項と宿題事項をまとめ，FEO/I-RJに記入する．

　なお，筆者らは，研究目的の家族インタビュー／ミーティングの場合，1週間以内にターゲットファミリーに手紙（お礼状）を送るようにする．その文面は，デブリーフィングで話し合い，家族の強み（家族ストレングス）を書き添えるようにする．

2）リフレクション（メタ認知）の意義

　家族支援の実践能力を高めるためには，経験から学び，新たな家族支援を創造するリフレクション（reflection，省察，内省）とよばれるメタ認知（meta-cognition，メタコグニション）活動が重要になる．接頭語のメタ（meta-）とは，"高次な"という意味である．メタ認知とは自分の認知についての認知であり，簡単にいうと自分を客観的に見ること，自分が何を知っていて何を知らないかを知ることである．そして，自己の認知活動に対するモニタリングやコントロールの機能が重要である．リフレクティブ・プラクティス（reflective practice）により，次の家族支援へ活かすために自己課題を明確にし，看護職者としての自分の成長を自己評価する．

　内省（reflection）は，自己観察が主な目的であり，必ずしも自身の過ちを正すことが目的ではない．反省（reconsideration）は，過去の自身の振舞いや思考の誤りを正すことが主な目的である．したがって，"内省はするが，反省はしない"という姿勢もある．

3）音声ファイル／動画ファイルの取り扱い

　デブリーフィングのリガー（rigor，リゴール，厳密性）は，家族インタビュー／ミーティングに録音した音声ファイル，撮影した動画ファイル，インタビュアーの記録などを統合することで確保する．ICレコーダの音声ファイルは，パソコンの外付けハードディスクに保存し，ICレコーダから音声ファイルを消去する．同様に，デジタルビデオカメラ（全方位ビデオカメラ）の動画ファイルも，パソコンの外付けハードディスクに保存し，デジタルビデオカメラ（全方位ビデオカメラ）から動画ファイルを消去する．この外付けハードディスクは，音声ファイル／動画ファイルの保管専用とする．同時に，その音声ファイル／動画ファイルを別の専用の外付けハードディスクにもバックアップをとる．

　なお，音声ファイル／動画ファイルの名称は，前述の家族コード（例えば，"UKB-SEP14-01.mp3"，"UKB-SEP14-01.mp4"）とする．ターゲットファミリーと家族コードの対応表は，音声ファイル／動画ファイルとは異なる場所で保管する．これを連結可能匿名化（必要な場合に家族／家族員を識別できるように，その家族／家族員と付された符号または番号の対応表を残す方法による匿名化）という．

　音声ファイルは，パソコンに接続したアンプ内蔵のアクティブスピーカーから，インタビュアー全員で必要な会話を聞き返せるように準備する．また，動画ファイルは，インタビュアー全員で見返せるように大型液晶ディスプレイ（あるいは，プロジェクタとスクリーン）で表示する．その際，FEO/I-FNに，家族アセスメントに必要となる会話が行われた時刻を記入しておくと役立つ．

4）ブースター家族インタビュー／ミーティングの計画

　家族同心球環境理論（CSFET）に立脚した家族インターベンションに関しては，本書では紹介していない．家族問題現象の発見に不可欠なステップは，1）正確な家族情報の収集，2）家族情報がどのような関連があり，どのような意味をもっているかの分析，3）分析結果を整理，統合して，家族の問題現象の本質を階層的に掘り出すことが重要である．とくに，家族症候の危険／原因因子，予

防／阻止因子,促進因子,抑制因子を明らかにすることによって,適切な家族インターベンションが可能となる.

　家族インターベンションのために実施する2回目以降の家族インタビュー／ミーティングは,"ブースター家族インタビュー／ミーティング"という.ブースター(booster)とは,効果促進の意味であり,家族情報を補強したり,家族支援の効果を高めるために家族インタビュー／ミーティングを実施する.デブリーフィングにおいては,ブースター家族インタビュー／ミーティングが効果的な家族支援となるように計画を立てる.なお,家族イベントに曝露された家族では,最短で1週間後に家族機能の変動が認められる[25].したがって,ブースター家族インタビュー／ミーティングは,少なくとも1週間の間隔を開けて実施するとよい.

5. 家族支援のエビデンス構築

1）会話分析用逐語録の作成

　家族インタビュー／ミーティングの会話録を分析し,家族看護学のエビデンスを構築することは,家族支援の根幹をなす看護職者の業務である.論文執筆のために,家族インタビュー／ミーティングの会話分析用逐語録(トランスクリプト,transcript)を作成し,内容を分析する.これは,家族インタビュー／ミーティングの会話を深く分析し,振り返る目的もある.

　会話分析用逐語録では,例えば,家族員の発話は「　」,インタビュアーの発話は＜　＞の中に入れて区別するとよい.あるいは,家族員の発話の前に"Fm-1:","Fm-2:"(family memberの略語)など,インタビュアーの発話の前に"I:"(interviewerの略語)を付けるのもよい.なお,家族／家族員からオフレコにしておいてほしいと言われた内容に関しては,逐語録に含まないようにする.

　逐語録にタイムコードは必須であり,英語の時(hour),分(minute),秒(second)の頭文字である"hms"形式で記入するとよい.逐語録に,例えば10分区切りで"00h10m00s","00h20m00s"のようにタイムコードを入力しておくと,必要な個所の頭出しが容易になる.

　会話分析用逐語録は,ケバ(不要語,無意味語)取りをしない素起こし(丸起こし,べた起こし)を原則とする.ケバとは,「えーと」「あのー」のような間合いをとる言葉,「昭和,いや平成」のような言い間違え,「ある,ある,ある」のような繰り返し,「要するに……,要するに……」のような口癖,会話の流れにあっていない相槌,沈黙などである.なお,ケバは,"毛羽"(紙や布などの表面がこすれたりしてできる細かい毛状のもの)に由来している業界用語である.このようなケバにも意味があり,このケバの意味することを分析する.

　逐語録の作成のためにヘッドホンを使用する場合は,例えば,ボーズ株式会社のノイズキャンセリング・ヘッドホン"QuietComfort 25"や"QuietComfort 20i"がある.これらは,周囲の騒音を低減するノイズキャンセリング機能があり,会話を明瞭に聞くことができる.

2）家族ケースカンファレンスなどでの検討

家族同心球環境モデル研究会（CSFEM研究会）では，研究開発会員と一般会員が参加するホワイトバッグミーティング（ランチを食べながら行うミーティング）を定期的に開催し，家族同心球環境理論（CSFET）にもとづいた家族ケースカンファレンスを行っている．また，筆者らは，国内外の学会において，ランチョンセミナー，交流集会，特別講演，一般演題発表などをとおして，FEO/Iを含む家族アセスメント／インターベンションなどの啓蒙活動を行っている．このような活動によって，家族アセスメント／インターベンションのナレッジ（knowledge, 知識）の普及を図ることが大切である．なお，CSFEM研究会のWebサイトは，http://www.familynursing.org/csfem/である．

3）原著論文としての公表とデータの保管

家族支援に関する専門のジャーナルには，日本家族看護学会の『家族看護学研究』，SAGE Publicationsの『*Journal of Family Nursing*（*JFN*）』がある．これらに家族アセスメント／インターベンションに関する原著論文を掲載することで，家族支援のエビデンスを世界中の看護職者と共有することは，看護職者の重要な役割である．

筆者らは，書類（FEO/I-FN, FEO/I-RJ, FEO/I-FM, 同意書，逐語録など），ファイル（音声ファイル，動画ファイルなど）などのデータの保管期間は，原著論文の公表日から5年後までとしている．なお，原著論文に関わる重要書類は，鍵がかかる部屋の中に設置されている鍵がかかった保管庫において永久保存が望ましいと考える．

付録1　FEO/I-J（家族環境観察／インタビュー）

FEO/I-J（家族環境観察／インタビュー）

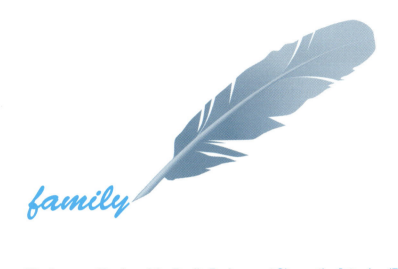

The Japanese Version of the Family Environment Observation/Interview (FEO/I-J)
© Naohiro Hohashi

使用にあたっての注意

　本紙は，家族環境観察／インタビューにおいて，**看護職者が家族アセスメントや家族インタビュー／ミーティングに必要な情報を一元化して記録するためのツール**である FEO/I-FN と FEO/I-RJ の原本です．家族環境観察／インタビューは，家族同心球環境理論／モデルにもとづいて開発された家族環境アセスメントモデルの一部です．

　FEO/I-FN はフィールドノート（field note）の様式であり，家族の観察，家族へのインタビュー／ミーティングを実施するときは常に携行し，リアルタイムで見聞きしたことなどを書き留める現場ノートです．**FEO/I-RJ は省察日誌（reflective journal）の様式**であり，ブリーフィング／デブリーフィングにおいて計画や反省などをまとめたり，協議事項や決定事項などを書き留める記録帳です．原則として，FEO/I-FN は水色，FEO/I-RJ は桃色の A5 サイズの用紙に必要部数を片面コピーして区別し，2 穴バインダーに綴じて使用します．**FEO/I-FN と FEO/I-RJ をお使いになる前に，別途用意してあるアセスメントガイドを熟読**してください．

FEO/I-J（家族環境観察／インタビュー）のアセスメントガイド

B

| 記載日： 　年　　月　　日（　） | 場所： | No.　　／ |
| 温度：　　℃　湿度：　　％ | 天気： | 記載者（イニシャル）： |

： 〜 ：

1
.
.
.
.
6
.
.
.
.
11
.
.
.
.
16
.
.
.
.
21
.
.
.
.
26
.
.
.
.
31
.
.
.
.
36
.
.
.
.
41
.
.
.
.
46
.
.
.
.

付録1　FEO/I-J（家族環境観察／インタビュー）

P

| 記載日：　　年　月　日（　）　場所：　　　　記載者（イニシャル）：　　　No.　　／ |

: ～ :

1
.
.
.
.
6
.
.
.
.
11
.
.
.
.
16
.
.
.
.
21
.
.
.
.
26
.
.
.
.
31
.
.
.
.
36
.
.
.
.
41
.
.
.
.
46

Action Plan（AP）

Ⓒ Naohiro Hohashi

FEO/I-RJ（2.6J）

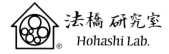

開発者	：法橋　尚宏, 本田　順子
ウェブサイト	：http://www.familynursing.org/
マニュアル	：法橋尚宏, 本田順子. (2015). FEO/I-J（家族環境観察／インタビュー）のアセスメントガイド. 東京：EDITEX.
開発歴	：Jul. 6, 2005　　1.0J 発行
	Dec. 17, 2008　1.1J 発行
	Aug. 24, 2010　1.2J 発行
	Mar. 5, 2011　　2.0J 発行
	Feb. 18, 2012　2.1J 発行
	May. 28, 2012　2.2J 発行
	Aug. 1, 2012　　2.5J 発行
	Jan. 14, 2015　2.6J 発行

付録2　FEO/I-FM

Memos

FEO/I-FN (2.5J)

法橋研究室
Hohashi Lab.

付録3 FEO/Iで使用する略語・略号の例

意　味	略語・略号など[a]	留意点
スープラシステム(supra system)	Sup	
マクロシステム(macro system)	Mac	
ミクロシステム(micro system)	Mic	マイクロシステムともいう．
家族内部環境システム(family internal environment system)	Int	
クロノシステム(chrono system)	Chr	
家族環境アセスメントモデル(Family Environment Assessment Model)	FEAM	モデルとは，"家族アセスメント／支援のプロセスに関する抽象記述"のことである．
家族環境支援モデル(Family Environment Intervention Model)	FEIM	モデルとは，"家族アセスメント／支援のプロセスに関する抽象記述"のことである．
家族アセスメントツール(Family Assessment Tools)	FAM-ATs	
家族環境評価尺度(Survey of Family Environment)	SFE	
家族環境地図(Family Environment Map)	FEM	以前は，家族内部環境地図(Family Internal Environment Map, FIEM)とよばれていた[1]．
家族環境アセスメント指標(Family Environment Assessment Index)	FEAI	
インターフェイス(interface)	I/F	
家族(family)	Fam	
家族員(family member)	Fm	
ターゲットファミリー(target family)	TF	
看護職者(nursing professional)	NPRO	
予約(アポイント)(appointment)	AP	"appt"とも記入できる．
病院(hospital)	hosp	
病棟(ward)	Wd	
自宅(residence)	Res	
インタビュー(interview)	itv	
インタビュアー(interviewer)	I	
インタビュールーム(interview room)	i-room	
会議(meeting)	mtg	"M"とも記入できる．
家族インタビュー／ミーティング	Fam itv/mtg	
事実ノーツ(fact notes)	FN	
解釈ノーツ(interpretation notes)	IN	
行動ノーツ(action notes)	AN	
個人ノーツ(personal notes)	PN	
情報(information)	info	
同意書(letter of consent)	LOC	
質問(question)	Q	
返答(response)	R	
合格(pass)	P	
不合格(fail)	F	
チェック(check)	chk	"C"とも記入できる．

付録3　FEO/Iで使用する略語・略号の例

対面して（face to face）	F2F	
会話録（transcript）	tscp	
写真撮影（snap shot）	SS	
ところで（by the way）	BTW	
もしかして（by any chance）	bac	
ゆえに	∴	
なぜならば	∵	
なぜならば（because）	b/c	"coz"とも記入できる．
番号（number）	#	#（ナンバー）と♯（シャープ）とは異なる．
約（approximately）	approx.	数量，時間などに用いる．
頃（ラ$^{b)}$：circa, キルカ）	ca	年代などの前に付ける．"c.""ca."とも記入できる．
その他（ラ：et alia, エトール）	et al	"et al."とも記入できる．
○○にて（at）	@	"at"は狭い場所，"in"は広い場所，"on"はある面への接触状態を表すときに使用する．
○○へ（to）	2	
○○の前に（before）	b4	
○○と共に（with）	w/	
○○なしで（without）	w/o	
あなた（you）	U	
あなたへ（for you）	4u	
参考まで（for your information）	FYI	
今（at this moment）	atm	
大至急（as soon as possible）	ASAP	
再調整（reschedule）	ReSch	"RS"とも記入できる．
注目（attention）	attn	
最重要	◎	
重要	○	
緊急	☆	
最優先	★	
スピリチュアリティ（spirituality）	spi	
不安（anxiety）	anx	
コミュニケーション（communication）	comm	
特別な恋人，同棲中の愛人（significant other）	SO	"spouse/so"などとして用いることができる（"spouse"は配偶者の意味である）．
夫（husband）	H	
妻（wife）	W	
父（father）	Fa	
母（mother）	Mo	
こども（children）	C	
息子（son）	S	
娘（daughter）	D	
祖父（grandfather）	GFa	

祖母(grandmother)	GMo	
ピア(peer)	P	
常勤(fully employed)	FE	
非常勤(partially employed)	PE	
無職(not employed, unemployed)	NE	
幼稚園(kindergarten)	kinder	
小学校(elementary school)	ES	
中学校(junior high school)	JS	
高等学校(high school)	HS	
大学(university)	Univ.	
特別支援学校(special-needs school)	SNS	
塾(cramming school)	CS	
生年月日(date of birth)	DOB	
歳(years)	yrs	yearの縮約形は"yr"である．
大正	T	
昭和	S	
平成[c]	H	
主訴(chief complaint)	CC	
症状(symptoms)	Sx	
既往歴(past history)	PH	
既往の(history of)	h/o	
家族歴(family history)	FH	
診断(diagnosis)	Dx	
処方(recipe)	Rx	"Rp"とも記入できる．
問題なし(not particular)	np	"n/p"とも記入できる．
○○の疑い(suspected of)	s/o	例えば，"s/o家族形成困難"は，家族形成困難の疑いという意味である．
鑑別が必要(rule out)	r/o	
追跡調査(follow-up)	f/u	
体温(body temperature)	BT	
身長(height)[c]	H	"Ht"とも記入できる．
体重(body weight)	BW	
入院日(date of admission)	D/A	
退院(独[d]：entlassen, エントラッセン)	エント	"ent"とも記入できる．

[a] 大文字，小文字，スペース，ピリオド(ドット)，スラッシュ，ハイフンなどの記号の扱いは，慣用的に使われているものを採用している．
[b] ラテン語表記を掲載した．
[c] 同じ略語であっても，異なる文脈においては異なる意味になる．例えば，"H"は，"身長"と"平成"などの意味がある．
[d] ドイツ語表記を掲載した．

文　献

1) Hohashi, N., & Honda, J. (2011). Development of the Concentric Sphere Family Environment Model and companion tools for culturally congruent family assessment. *Journal of Transcultural Nursing, 22*(4), 350-361. doi:10.1177/1043659611414200
2) 高谷知史, 小野美雪, 本田順子, 法橋尚宏. (2013). 家族同心球環境理論(CSFET)に基づいた家族アセスメントツールを用いた家族アセスメントの実際. 日本家族看護学会第20回学術集会講演集, 112-113.
3) 法橋尚宏. (2012). 家族看護学パラダイムのルネサンス. 家族看護学研究, 17(2), 91-98.
4) 法橋尚宏, 本田順子. (2010). 家族同心球環境モデル. 法橋尚宏編集, 新しい家族看護学：理論・実践・研究(pp. 83-90). 東京：メヂカルフレンド社.
5) 法橋尚宏, 本田順子. (2013). 法橋の"家族同心球環境理論"と"家族ケア／ケアリング理論"の世界. 保健の科学, 55(12), 808-813.
6) Hohashi, N. (2014). Universal family care/caring for all, everywhere. *International Journal for Human Caring, 18*(3), 69.
7) 法橋尚宏, 本田順子, 樋上絵美. (2010). 家族支援場面における症候別家族看護のあり方. 第30回日本看護科学学会学術集会講演集, 200.
8) 法橋尚宏, 樋上絵美, 本田順子. (2011). 家族症候学の基礎と展開. 日本家族看護学会第18回学術集会講演集, 69-70.
9) 佐藤直美, 西元康世, 法橋尚宏. (2012). 家族環境アセスメント指標(FEAI)と家族内部環境地図(FIEM)を用いた家族インタビューの有効性の検討. 日本家族看護学会第19回学術集会講演集, 130.
10) 法橋尚宏, 本田順子, 西元康世, 高谷知史, 小野美雪. (2012). 家族支援場面における家族症候別看護の実際. 第32回日本看護科学学会学術集会講演集, 172.
11) 法橋尚宏, 本田順子. (2013). 家族同心球環境理論に基づいた家族アセスメント／家族インターベンション. 日本家族看護学会第20回学術集会講演集, 24-25.
12) 高谷知史, 小野美雪, 本田順子, 法橋尚宏. (2013). 家族同心球環境理論(CSFET)に基づいた家族アセスメントツールを用いた家族アセスメントの実際. 日本家族看護学会第20回学術集会講演集, 112-113.
13) 法橋尚宏, 本田順子, 高谷知史, 小野美雪, 西元康世. (2013). 家族同心球環境理論に基づいた家族アセスメントツールの使い方と活かし方. 第33回日本看護科学学会学術集会講演集, 213.
14) 小野美雪, 高谷知史, 法橋尚宏. (2014). 家族同心球環境理論に基づく家族アセスメントツールを用いた家族インタビューの有用性の検討. 日本家族看護学会第21回学術集会講演集, 197.
15) 法橋尚宏, 本田順子, 西元康世, 伊藤咲季, 島田なつき. (2014). 家族同心球環境理論にもとづいた家族症候診断の最前線. 日本家族看護学会第21回学術集会講演集, 82-83.
16) 法橋尚宏, 本田順子, 島田なつき, 伊藤咲季, 高谷知史. (2014). 家族同心球環境理論に基づいた家族症候診断の実際：ロールプレイによる家族インタビューの提示. 第34回日本看護科学学会学術集会講演集, 222.
17) 本田順子, 法橋尚宏. (2010). エスノグラフィー. 法橋尚宏編集, 新しい家族看護学：理論・実践・研究(pp. 399-404). 東京：メヂカルフレンド社.
18) 大野耐一. (1978). トヨタ生産方式：脱規模の経営をめざして. 東京：ダイヤモンド社.
19) 法橋尚宏, 本田順子. (2013). *FEAI-J(家族環境アセスメント指標)*. 東京：EDITEX.
20) Plutchik, R. (2001). The nature of emotions. *American Scientist, 89*(4), 344-350. doi:10.1511/2001.4.344
21) 法橋尚宏, 本田順子. (2014). *FEM-J(家族環境地図)のアセスメントガイド*. 東京：EDITEX.
22) Honda, J., & Hohashi, N. (2014). Development of a new growth and development sectors for the family system unit. *Proceedings of the 25th International Nursing Research Congress.* 822-823.
23) Committee on Bioethics, American Academy of Pediatrics. (1995). Informed consent, parental permission, and assent in pediatric practice. *Pediatrics, 95*(2), 314-317.
24) 法橋尚宏, 樋上絵美. (2010). フロネーシスとエビデンスに基づいた家族支援. 法橋尚宏編集, 新しい家族看護学：理論・実践・研究(pp. 134-139). 東京：メヂカルフレンド社.
25) 法橋尚宏, 石見さやか, 岩田志保, 竹重友美. (2004). 入院病児への両親の付き添いが家族機能におよぼす影響：Feetham家族機能調査日本語版Iを用いた付き添い期間別の検討. 家族看護学研究, 9(3), 98-105.

編著者
法橋　尚宏（ほうはし　なおひろ）
現職：神戸大学大学院保健学研究科看護学領域家族看護学分野・領域長, 教授

　1993年東京大学大学院医学系研究科博士課程中退, 1995年博士号取得. 東京大学医学部家族看護学講座の開設時に, 教官（助手）として着任. 東京大学大学院医学系研究科（家族看護学分野）・講師などを経て, 2006年神戸大学医学部（小児・家族看護学）・教授. 大学院部局化により, 2008年神戸大学大学院保健学研究科（家族看護学分野）・教授. 同時に, 大学院博士課程前期課程において, 家族支援専門看護師（Certified Nurse Specialist, CNS）コースを開設. 看護学領域長などを歴任. 専門は, 家族看護学（主に家族機能学と家族症候学）と小児看護学. 科学研究費などの競争的研究資金の獲得は30件以上.

　国際的には, International Family Nursing Association理事, *International Journal for Human Caring*編集顧問委員, *Journal of Transcultural Nursing*編集委員, *Japan Journal of Nursing Science*編集委員, 35th International Association for Human Caring Conference会長などを歴任. 2014年Transcultural Nursing Societyより"Transcultural Nursing Scholar"の称号を授与された. 日本国内では, 日本家族看護学会理事, 日本看護研究学会理事, 日本看護研究学会雑誌編集委員長, 文化看護学会理事, 日本小児看護学会評議員などを歴任.

　原著論文は,「Development of the Concentric Sphere Family Environment Model and companion tools for culturally congruent family assessment, *Journal of Transcultural Nursing*, 2011」など, 70本以上. 著書は,『新しい家族看護学：理論・実践・研究（法橋尚宏編集）, メヂカルフレンド社, 2010』など, 90冊以上.

　個人のWebサイトは, http://www.hohashi.org/である.

著者
本田　順子（ほんだ　じゅんこ）
現職：神戸大学大学院保健学研究科看護学領域家族看護学分野・助教

謝辞
　FEO/Iを作成する過程で, 下記の諸氏（敬称略, 順不同）から示唆に富むご意見をいただきました. この場をお借りして, 満腔の感謝を捧げます.

樋上絵美	佐藤直美	小野美雪	髙谷知史	島田なつき	伊藤咲季	西元康世	小林京子	
谷口菜那	山下知美	栗栖由貴	鷲巣　愛	仲井裕理	宮川諒子	衣川嘉乃	大西由里子	
賀数勝太	三島美穂	平谷優子	森下紀子	永冨宏明	黒田良美	小宮沙織	水上裕文	
杉山由美子	能勢　陽	沖　知子	赤木純子	藤井沙織	柄沢仁美	田中文香	弓場美佳	
加茂沙和香	中村美緒	穂積未久	澗田真由	村上愛実	山里有紀	白石奈央	西沢幸実	
伊奈沙織								

FEO/I-J（家族環境観察／インタビュー）のアセスメントガイド

2015年5月25日　第1版第1刷発行

編者	法橋　尚宏
著者	法橋　尚宏, 本田　順子
発行人	中川　清
発行所	有限会社EDITEX（エディテクス）
	東京都文京区本郷2-35-17 コート本郷301　〒113-0033
	TEL. 03-5805-6050　FAX. 03-5805-6051
	http://www.editex.jp/
印刷・製本	株式会社シナノ

©2015 Naohiro Hohashi
Printed in Japan
ISBN978-4-903320-36-6